Dagmar Hosemann
Thorsten Wege

Wo das Wünschen noch geholfen hat ...

Systemisch-lösungsorientierte Gespräche aus der Welt der Märchen

Dagmar Hosemann
Thorsten Wege

Wo das Wünschen noch geholfen hat ...

Systemisch-lösungsorientierte Gespräche
aus der Welt der Märchen

Mit Beiträgen von
Mandy Gericke, Henrik Hitzemann und Holger Hesebeck

Illustrationen:
Pedro Stoichita

verlag modernes lernen

Unser Buchprogramm im Internet
www.verlag-modernes-lernen.de

Externe Links
Der Verlag weist ausdrücklich darauf hin, dass eventuell im Text enthaltene externe Links vom Verlag nur bis zum Zeitpunkt der Buchveröffentlichung eingesehen werden konnten.
Auf spätere Veränderungen hat der Verlag keinerlei Einfluss.
Eine Haftung des Verlages ist daher ausgeschlossen.

Veröffentlicht in der Edition:
verlag modernes lernen Borgmann GmbH & Co. KG
Schleefstraße 14 · D-44287 Dortmund

Gesamtherstellung in Deutschland: Löer Druck GmbH, Dortmund

Illustrationen: Pedro Stoichita, Berlin
Schrift: Alegreya Sans

Bestell-Nr. 4371 ISBN 978-3-8080-0908-6

Inhalt

Vorwort

Es war einmal ... So beginnen viele Märchen. Und so beginnt auch die Geschichte dieser Sammlung von fiktiven Fallbeispielen aus der „systemischen Welt“ der Lehre und Praxis der Autor*innen.

Es war einmal vor vielen Jahren – eine mündliche Gruppenprüfung an der Evangelischen Hochschule Darmstadt. Die Studierenden hatten von uns, Dagmar Hosemann und Thorsten Wege, die Aufgabe erhalten, zu demonstrieren und anschließend fachlich zu erläutern, was sie in einer Thematischen Spezialisierung zur lösungsorientierten Beratung über vier Semester gelernt hatten. Eine der vielen kreativen und leistungsstarken Performanzprüfungen enthielt drei Beratungsdialoge mit Märchenfiguren. Damit verbunden war ein Ratespiel, um welches Märchen und um welches Interaktionsmuster (Besucher*in, Klagend*e, Kund*in) es sich jeweils handelte. Leider sind aus den Prüfungen nur die Geschichten präsent geblieben; die Namen der Prüfungskandidatinnen können wir nach so vielen Jahren nicht mehr rekonstruieren. Wir sind uns jedoch sicher, dass sie mit einer Veröffentlichung einverstanden gewesen wären, denn ihre Einwilligung, die Geschichten in der Lehre zu verwenden, hatten sie uns seinerzeit gerne gegeben. Daher an dieser Stelle ein besonderes Dankeschön für die Idee und den „kreativen Funken“, den wir hiermit wieder aufgreifen.

Märchen, auch aktuelle Geschichten, überdauern die Zeit und entwickeln sich mitunter weiter, wenn sie erzählt, gelesen und gehört werden. Thorsten Wege nutzte die Gesprächsbeispiele verschiedentlich in Seminaren an der Fachhochschule Dortmund. Eine Studentin (Mandy Gericke) erfand eine neue Geschichte und später noch weitere. Thorsten Wege und Dagmar Hosemann nahmen den Faden wieder auf, schrieben Dialoge und tauschten sich aus. Auch andere Menschen aus dem persönlichen und beruflichen Umfeld (Holger Hesebeck, Henrik Hitzemann) waren von einem derart märchenhaften Vorhaben angesteckt und lieferten Vorlagen und Ideen. So entstand schließlich diese Sammlung von „Lehrgeschichten“ – alle durchweg mit der Intention, eine systemisch-lösungsorientierte Beratungspraxis anhand von Märchenfiguren darzustellen. Allen Ideengeber*innen, Mitautor*innen und Unterstützer*innen sagen wir ein herzliches Danke für ihre Beiträge zu diesem Projekt!

Die wunderbaren Bilder verdanken wir dem Illustrator Pedro Stoichita, dem die künstlerische Präzisierung der Entwürfe von Dagmar Hosemann hervorragend gelang.

Wo das Wünschen noch geholfen hat ... Wir wünschen allen Leser*innen fachliche Wiedererkennungsmomente, Schmunzeln bisweilen, und im allerbesten Fall auch die eine oder andere Inspiration für die eigene Beratungs- und Gesprächsführungspraxis.

Sehr geehrte Leserin, sehr geehrter Leser,
uns interessieren Ihre ganz persönliche Meinung sowie Ihre Interessengebiete. Beides ist für die zukünftige Arbeit unseres Verlages sehr wertvoll. Vorteil für Sie: Über entsprechende Neuerscheinungen werden Sie regelmäßig informiert. Sie erhalten unsere Bücher im Buchhandel oder direkt beim Verlag.

Diese Karte lag im Buch (bitte eintragen!):

Verlags-Bestell-Nr. ____________

Aufmerksam wurde ich auf das Buch durch:

- ◯ Verlagsprospekt
- ◯ Empfehlung meines Buchhändlers
- ◯ Empfehlung eines/r Bekannten
- ◯ Anzeige in einer Zeitschrift
- ◯ Fortbildung beim Autor
- ◯ Namen des Autors
- ◯ Pressebesprechung
- ◯ Internetrecherche allgemein
- ◯ Homepage des Verlages
- ◯ Geschenk

Mein Urteil:

Ich arbeite im Fachbereich: ______________________________

Bitte informieren Sie mich über folgende Sachgebiete:

- ◯ Entwicklungsförderung in Theorie und Praxis
- ◯ Diagnostik / Frühförderung
- ◯ Kita
- ◯ Grundschule
- ◯ Sonderpädagogik / Sozialpädagogik / Heilpädagogik
- ◯ Ergotherapie / Neurologie
- ◯ Sprachheilpädagogik / Sprachtherapie / Logopädie
- ◯ Praktische Psychologie / Trainingsprogramme
- ◯ Psychotherapie und Beratung
- ◯ ____________________
- ◯ ____________________

Bitte den Absender auf der Rückseite nicht vergessen!

L 9206 10_17

Einleitung

Erster Spiegel: Theorie

„Systemische Theorien sind Gedankenkonstrukte.
Systemische Methoden sind Handwerkszeug.
Systemisches Arbeiten ist Haltung.“
(Dagmar Hosemann)

Viele, die sich heute als systemische Berater*innen[1] sehen, würden ihre Philosophie, ihr Weltbild als konstruktivistisch bezeichnen. Der Konstruktivismus setzt sich damit auseinander, wie Menschen wahrnehmen, wie sie erkennen, und was sie für Wirklichkeit halten (vgl. v. Foerster/v. Glasersfeld 2010).

Konstruktivismus steht ursprünglich als Sammelbegriff für eine Reihe Anfang des 20. Jahrhunderts entwickelter Ansätze in der Philosophie der Mathematik, deren gemeinsames Ziel die Neubegründung der mathematischen Logik war (vgl. http://plato.standford.edu/entries/mathematics-constructive/). Als Wurzeln des Konstruktivismus werden die Kybernetik, sprachentwicklungspsychologische und kommunikationswissenschaftliche Erkenntnisse sowie biologisches und neurologisches Wissen gesehen. Im gegenwärtigen fachlichen Sprachgebrauch wird der Begriff viel weiter gefasst und steht für die Gesamtheit der Konzepte, die sich erkenntnistheoretisch mit dem *Wie* des Erkennens beschäftigen und ihre Aufmerksamkeit auf die aktive Rolle der Erkennenden im Erkenntnisprozess lenken.

Wissenschaftliche Erklärungsmodelle, die von einer „Realität“ ausgehen, sehen Erkenntnis als geistiges Abbild äußerlich vorgefundener Tatsachen an (vgl. Ameln 2004, S. 9). Dem widersprechen alle Modelle des Konstruktivismus. Konstruktivismus sieht den/die Beobachter*in und das beobachtete Phänomen sowie den Prozess der Beobachtung als eine Ganzheit und damit auch die Beobachter*innen als Teil der Wirklichkeitsbeschreibung. Somit können Wahrnehmung und Erkennen nie objektiv sein, sie sind immer an Beobachter*innen gebunden. Konstruktivistische Theorien brechen mit dem Mythos der Objektivität (vgl. Segal 1988, S. 29–31).

Der „radikale Konstruktivismus“ verschärft diese Erkenntnis philosophisch dahingehend, dass er auf der Annahme beruht, *„dass alles Wissen wie immer man es auch definieren mag, nur in den Köpfen von Menschen existiert und dass das denkende Subjekt sein*

1 *Der Begriff Berater*in wird synonym für alle Berufsgruppen, die beraterisch/therapeutisch tätig sind, verwendet, da der Unterschied zwischen Therapie und Beratung eher ein berufsständischer als ein methodischer ist (vgl. Dagmar Hosemann 1993, S. 162–166).*

Wissen nur auf der Grundlage eigener Erfahrungen konstruieren kann".[2] Das heißt, dass aus der Erfahrung, die wir machen, gleichzeitig die Welt gebildet wird, in der wir leben. Eine Erkenntnis ist nie objektiv, sondern immer relativ. Jede Wahrnehmung ist bereits eine konstruierte, eine durch einen selbstreferenziellen Prozess des erkennenden Systems hervorgerufene Wahrnehmung. Allein die mittlerweile durch Gehirnforschung gut belegte Unterscheidung zwischen neuronalen *Landkarten* und *Gebiet* (Umwelt) eröffnet bereits Perspektiven: Wir können unsere Welt zwar aufteilen in Dinge, Personen, Mitmenschen usw., trotzdem bleibt alles, was wir erfahren, subjektiv. Dies wiederum bedeutet, dass Erfahrungen von Menschen zwar intersubjektiv ähnlich sein können, jedoch nie überprüft werden kann, ob sie identisch sind.

Obige Annahme besagt, „*... dass Menschen autopoetische, selbstreferenzielle, operational geschlossene Systeme sind, denen äußere Realität sensorisch und kognitiv unzugänglich ist. Menschen sind mit ihrer Umwelt lediglich ‚strukturell gekoppelt', d. h. sie wandeln Impulse von außen in ihrem Nervensystem strukturdeterminiert um, d. h. auf der Grundlage biographisch geprägter psycho-physischer, kognitiver und emotionaler Strukturen. Die so erzeugte Wirklichkeit ist keine Repräsentation, keine Abbildung der Außenwelt, sondern eine funktionale viable Konstruktion, die von anderen Menschen geteilt wird und die sich biographisch und gattungsgeschichtlich als lebensdienlich erwiesen hat. Menschen als selbst gesteuerte Systeme können von der Umwelt nicht determiniert werden, sondern allenfalls perturbiert, d. h. gestört und angeregt werden*".[3]

Nimmt man diese Erkenntnistheorie ernst, so bedeutet dies für psychische und soziale Auffälligkeiten, dass Menschen nicht aufgrund von Umweltbedingungen, sozialen Gegebenheiten, psychischen und körperlichen Beeinträchtigungen ein problematisches Verhalten zeigen, sondern in Folge der *Verarbeitung dieser Phänomene* werden Verhaltensweisen zu einer Realität, die die Beobachter*innen gegebenenfalls als problematisch bezeichnen. An dieser Stelle bricht gewöhnlich der Aufschrei der Empörung los: Gibt es nicht Naturkatastrophen, menschenentwürdigende Herrschaftssysteme, Macht und Gewalt, Diskriminierung und soziale Ungleichheit, oder erfinden sich das die Menschen nur durch ihre Wahrnehmung? Um diesem Einwand Einhalt zu gebieten, sei darauf hingewiesen, dass es im Kons-

2 *Ernst von Glasersfeld. Aufgrund der vielfältigen Zitation dieser Aussage in sehr unterschiedlichen Werken konnte die Originalquelle nicht mehr ermittelt werden. Zu finden ist das Zitat unter: www.hyperkommunikation.ch/literatur/von_glasersfeld_konstuktivismus.htm*

3 *Ernst von Glasersfeld. Aufgrund der vielfältigen Zitation dieser Aussage in sehr unterschiedlichen Werken, konnte die Originalquelle nicht mehr ermittelt werden. Zu finden ist das Zitat unter: www.hyperkommunikation.ch/literatur/von_glasersfeld_konstuktivismus.htm. Es wird z. B. auch ohne genauen Quellenverweis in arbeitsblaetter.stang-taller.at/LERNEN/LerntheorienKonstruktive.shmtl zitiert.*

truktivismus essenziell nicht darum geht, was es als Umwelt für das System Mensch „gibt“, sondern darum, welches Konstrukt jedes Individuum aus diesen Umweltbedingungen herstellt und wie es entsprechend danach handelt.

Die Welt der Märchen, auf die wir uns mit unseren Geschichten beziehen, ist ein gutes Beispiel dafür. Als die Brüder Grimm die „Haus- und Kindermärchen“ zu Beginn des 19. Jahrhunderts sammelten, waren bei den Überlieferungen viele für unser gegenwärtiges moralisches Empfinden grausame Geschichten. Da diese Überlieferungen sich auf noch weiter zurückliegende Zeiten bezogen, galt es z. B. als völlig „normal“, dass Stiefkinder vernachlässigt wurden (die eigene Nachkommenschaft hatte Vorrang) und man Kinder aussetzte, um das eigene Überleben zu sichern. Böse Stiefeltern waren also im Prinzip gute Eltern für die eigenen leiblichen Kinder, und die Liebe zum Kind hing in hohem Maße von den ökonomischen Bedingungen ab. Auch in unseren Breitengraden waren Kinder bis ins 20. Jahrhundert hinein eher Arbeitskräfte als Objekte der Zuwendung (vgl. Rutschky 2003). Die Entstehungsgeschichte (vgl. Rölleke 2004) der Sammlung der Grimm'schen Märchen, wie wir sie heute kennen, zeugt ebenfalls von konstruktivistischen Anpassungsleistungen der Autoren an ihre Umwelt: Mit jeder weiteren Auflage wurden etliche der ursprünglichen Geschichten teilweise gravierend verändert. Sie wurden sentimentalisiert, verharmlost, verchristlicht, entsexualisiert und romantisiert – und damit den Lebens- und Moralvorstellungen der Biedermeierepoche, des aufstrebenden Bürgertums und der damit assoziierten Zielgruppe angepasst (vgl. Derungs 2010).

Die erfahrenen Schicksale wurden von den Menschen schon zu allen Zeiten unterschiedlich verarbeitet und überliefert: Die/der Eine war traumatisiert – die/der Andere erlebte eine Chance zur Veränderung.

Alle Erfahrung ist eine menschliche Konstruktion, die nicht an *wahrer Erkenntnis* orientiert ist, sondern auf *Viabilität*, das heißt auf Anpassung an die Umwelt, beruht. Für die psychosozialen Berufe bedeutet dies: Alles was Professionelle wahrnehmen, ist ihr Konstrukt von sozialer Wirklichkeit. Beschreibungen von Abweichung, von Problematiken und Beeinträchtigungen sind Beschreibungen darüber, wie sich alle Beteiligten an ihre Umwelt ankoppeln. Es sind Beschreibungen von Differenzen, die die Professionellen in Bezug auf ihre Adressat*innen wahrnehmen.

Dies ist der grundlegende Unterschied zwischen systemisch-konstruktivistischer Sichtweise und Betrachtungen, die auf anderen Erklärungsmustern basieren. Die/der Systemiker*in sieht im Prinzip kein irgendwie etikettiertes Verhalten, sondern nimmt Phänomene wahr, für die sie/er eine anders geartete Umwelt bieten muss, damit diese Phänomene andere Beschreibungen erlangen können. Das heißt, als systemisch denkende*r und handelnde*r Berater*in wird man seine Adressaten*innen nicht verändern wollen, sondern hat ein Interesse daran, den jeweiligen Kontext so zu gestalten, dass Veränderungen geschehen oder Neudefinitionen und Perspektivenwechsel entstehen können.

Heiko Kleve geht in seinen Ausführungen sogar so weit zu sagen, dass das konstruktivistische Denken Kritik üben sollte an alten Begriffen. Zum Beispiel kommt die Bezeichnung „Klient" aus dem Lateinischen (Kluenz bzw. Klienz und bedeutet übersetzt: der Hörige, der Abhängige, der Schutzbefohlene). Dies passt nicht zu den Grundlagen der Autopoiese und deren Forderungen nach Selbstorganisation und Eigenverantwortung eines jeden Menschen (vgl. Kleve 2003, S. 51–53).

Als eine Konsequenz lässt sich folgern, dass ressourcenorientierte und lösungsfokussierte[4] Kommunikation die Methode ist, die die konstruktivistischen und systemtheoretischen Herausforderungen am geeignetsten bedienen kann. Im Gegensatz zu technischen Systemen ist die Nützlichkeit von Problemanalysen bei lebenden und sozialen Systemen in Frage zu stellen, denn auch diese wären allenfalls (inter-)subjektive Konstruktionen in einem (professions-)spezifischen Kontextausschnitt.
Das Ansetzen von Beratung an der subjektiven Lebenswirklichkeit der Menschen, echte Beteiligung und Ressourcenaktivierung entsprechen in ihrer Konsequenz am treffendsten dem konstruktivistischen Imperativ Heinz von Foersters: *„Handle stets so, dass du die Anzahl der Möglichkeiten vergrößerst"* (zit. nach Schweitzer/von Schlippe 1996, S. 116). Dass dies nicht nur für Ratsuchende, sondern gleichermaßen auch für Fachkräfte in der Reflexion ihres Denkens und Handelns gilt, ist ein weiterer hilfreicher, zugleich aber auch herausfordernder Aspekt.

Wahrnehmungskriterien für Beratungssituationen aus systemisch-konstruktivistischer Sicht

Gelungene professionelle Beziehungen in der Beratungsarbeit zeichnen sich durch folgende Merkmale aus:

- Akzeptanz, dass Wahrnehmung subjektiv ist und zu Lebensentwürfen führt, die nicht generalisierbar sind.
- Bewusstsein über die eigenen Wirklichkeitskonstruktionen und Vorurteile.
- Respekt vor der Lebenswelt, den Erfahrungen und den Wirklichkeitskonstruktionen der Adressat*innen.
- Professionelle Neugier, das heißt Interesse zu haben an der Lebenswelt, den Erfahrungen und den Wirklichkeitskonstruktionen der Adressat*innen.

4 *Die Bezeichnungen „lösungsorientiert" und „lösungsfokussiert" werden synonym verwendet, obwohl in der Literatur definitorische Unterscheidungen zu finden sind. „Orientierung" und „Fokussierung" sehen wir in sich gegenseitig bedingender Wechselwirkung. Ein Fokus kann Orientierung bedeuten, Orientierung kann zu Erkenntnis und Fokussierungen führen. Beides bedeutet Such- und Hinbewegungen, in Abgrenzung zu problemzentrierten Vorgehensweisen.*

- Überzeugt sein, dass die Adressat*innen die Expert*innen ihres Lebens sind und die Fähigkeiten haben, Lösungen zu entwickeln und Ressourcen zu aktivieren.
- Pfadfinder*in zu sein für das Entdecken von Lösungen und Ressourcen.
- Die Überzeugung entwickeln, dass die Erweiterung von Möglichkeiten den Adressat*innen angemesseneres Handeln eröffnet.
- Das Bewusstsein, die eigene Haltung permanent in Bezug auf ethische und moralische Prämissen zu hinterfragen (vgl. Hosemann 2016, S. 197).

Ein konsequentes systemisches Arbeiten, bezogen auf die Lebenswelt sowie die Fähigkeiten und Ressourcen der Adressat*innen, birgt die Chance, dass diese andere, erweiterte Möglichkeiten für sich entdecken und anders handeln als bisher, wenn sie erkennen, dass *„mehr desselben“* (vgl. Watzlawick; Weakland; Fisch 1974, S. 51–59) nicht zu einer entlastenderen Lebensweise führt.

Systemisch-konstruktivistische Beratungspraxis ist als wissenschaftlich fundiertes Handeln zu verstehen, welches der permanenten ethischen Reflexion bedarf. Unter der Kategorie *Wahrnehmungskriterien* sollen die wichtigsten Prämissen zusammengefasst werden, die allen systemischen Beratungsansätzen gemeinsam sind und diese von anderen Beratungsausrichtungen abgrenzen:

1. Eine Auffälligkeit/schwierige Situation/Störung wird unter dem Aspekt des an der Störung beteiligten Systems betrachtet. Deshalb setzen Interventionen an der Struktur des Systems an, anstatt an der individuellen Problematik.
2. Im Mittelpunkt der Beratungsarbeit stehen Beziehungs- und Interaktionsmuster innerhalb eines Systems. Interventionen zielen auf Veränderungen der Wahrnehmungsmuster von Beziehungen und Interaktionen.
3. Nicht die Berater*innen geben Themen oder Ziele vor, sondern die betroffenen Mitglieder eines Systems bringen ein, was sie als Leid erzeugend und veränderungsbedürftig ansehen. Die Berater*innen sind für den *Prozess* verantwortlich.
4. Professionelle Neugier, d. h. sich Einlassen auf Beobachtung, ist der Versuch nachzuvollziehen, wie das Gegenüber die Welt wahrnimmt. Dies ist das wesentlichste Merkmal dessen, was systemisch-konstruktivistisches Denken und Handeln von anderen methodischen Formen und theoretischen Begründungen innerhalb der helfenden Berufe unterscheidet. Mit professioneller Neugier wird versucht, die Lebenswelt und die Interpretationen der Adressat*innen zu erfassen und diese konsequent als Ausgangspunkt für die Handlungsoptionen zu nehmen.
5. Einer der Hauptpunkte der Wahrnehmungskriterien ist die Prämisse, helfende Kommunikation als praktizierten Konstruktivismus zu sehen. Die Konfrontation der Fachkräfte mit ihren Adressat*innen ist ein erkenntnistheoretischer Prozess, der Beschreibungen, Erklärungen und Bewertungen sozialer Realität herstellt.

6. Auf einen gesellschaftlichen Kontext bezogen bedeutet das, es ist unmöglich, allgemeingültige Normen und Werte für alle Menschen bindend aufzustellen. Jede Perspektive (Wirklichkeitskonstruktion) führt zu anderen Beurteilungen. Dies ist keine Aufforderung zur Gesetzlosigkeit oder Beliebigkeit von Werten und Normen, wie es dem Konstruktivismus oft unterstellt wird. Das sich permanente Auseinandersetzen mit eigenen Wert- und Normvorstellungen und das Abgleichen mit denen der Adressat*innen und denen in Gesetzen und gesellschaftlichen Anforderungen verankerten ist die Voraussetzung für aus der konstruktivistischen Perspektive abgeleitete Handlungen (vgl. Bardmann, http://systemmagazin.de/), (1–6 vgl. Hosemann 2016, S. 183–184).
   Die daraus zu folgernde *Ethik zweiter Ordnung* ist selbstreferentiell; konsequenterweise komplex und bezieht definitiv alle Akteur*innen mit ein. Sie fordert dazu auf, sich mit den *Auswirkungen* des eigenen Denkens, Fühlens und Verhaltens zu befassen und diese reflexiv in einen spezifischen und nicht generalisierbaren Kontext zu stellen.

Falldarstellungen aus systemisch-konstruktivistischer Sicht können nur als Beobachtung einer*s Beobachter*in gewertet werden, denn die verschriftete Wahrnehmung einer anderen Person als Grundlage für die eigene Wahrnehmung ist eine *Beobachtung zweiter Ordnung*. Wir haben versucht, dies anhand der Märchen zu verdeutlichen. Jede Geschichte wird durch die Schreibenden in einen besonderen Kontext gehoben. Was die/der Leser*in nachvollziehen kann, sind die Wirklichkeitskonstruktionen, die sich die Autor*innen über die Märchen gemacht haben – eingebunden in die eigenen Konstrukte der Leser*innen natürlich.
Es ist der Versuch, Fallbeispiele so darzustellen, dass Prinzipien und Techniken der lösungs- und ressourcenorientierten Beratung erkannt und nachvollziehbar gemacht werden. So lassen sich die Grundprinzipien dieser professionellen Kommunikation vielleicht auch auf eine ganz andere Art als in klassischen Lehrbüchern lernen oder ausbauen. Im systemisch-konstruktivistischen Sinne können sie eine Anregung bedeuten, die die Leser*innen im besten Sinne *ver-stört*, die Phantasie anregt und zu erweiterten Wahrnehmungen einlädt.

Zweiter Spiegel: Methoden und Techniken

„Jede Medaille hat mindestens zwei Seiten."
(Dagmar Hosemann, Thorsten Wege, oder unbekannt …)

Methodisch lassen sich klassische Basiselemente der Gesprächsführung, das Einnehmen einer spezifischen Haltung der Beratenden (s. o.), eine Reihe genuin dem lösungsfokussierten Ansatz zuzuordnende Techniken sowie einige dem systemischen Ansatz anschlussfähige Elemente der Hypnotherapie und des Neuro-Linguistischen Programmierens (NLP) unterscheiden.

Gerade die Vielfalt der Techniken und Vorgehensweisen ist aus unserer Sicht „typisch systemisch", denn es geht im Kern um Nützlichkeit, Wirksamkeit und Viabilität im Kontext einer kooperativen Beziehungsgestaltung mit dem Gegenüber. Die Individualität und methodischen Vorlieben (= Ressourcen) der Berater*innen sind hierbei bewusst mitgedacht. Für die Nachvollziehbarkeit der in den jeweiligen Geschichten verwendeten Techniken sind diese im Glossar am Ende des Buches im Einzelnen aufgeschlüsselt. Sie finden sich zugeordnet bei den Kurzbeschreibungen im Anhang wieder.
Bei genauerer Betrachtung dienen die dargestellten Techniken in ihrer Unterschiedlichkeit schlussendlich einem gemeinsamen Ziel: Perspektivenwechsel und/oder Veränderung des subjektiven Erlebens und daraus resultierend einer Erweiterung von Handlungsoptionen. Hier schließt sich der Kreis zum theoretischen Bezugsrahmen des Konstruktivismus. Die unterschiedlichen methodischen Umsetzungsmöglichkeiten demonstrieren Anwendungsbezüge und vermitteln somit exemplarisch eine konsequente Verknüpfung von Theorie mit Praxis.

Dritter Spiegel: Erzählgrammatik und Stilmittel

„Die Zukunft kann man am besten voraussagen, wenn man sie selbst gestaltet."
(unbekannt)

Märchen gehören in ihren zunächst mündlich überlieferten Formen zu den ältesten Textgattungen (vgl. Derungs 2010). Sie spiegeln nahezu alle Themen menschlichen Daseins und gesellschaftlich-kultureller Gegebenheiten wider. Protagonist*innen in Märchen könnte man in vielen Fällen auch als „Suchende" bezeichnen. Fragen nach Existenz, Lebensführung, Identität, Sehnsüchten und Sinn sind u. a. Themen, die wir vorfinden. Oft sind es Krisen- und Übergangssituationen, die einer Bewältigung und Lösung bedürfen. Die Suchenden treffen hierbei häufig auf Fabelwesen (Zwerge, Feen, magische Gestalten), Tiere oder Menschen, die ihnen den Weg weisen. Übertragen auf die heutige Zeit sind diese Handlungsepisoden mit professionellen Beratungszusammenhängen vergleichbar, bei denen fachlich fundierte, helfende Kommunikation und Problemlösung im Fokus der Begegnung stehen. Insofern war es naheliegend, die metaphorische Kraft und Bekanntheit der Märchenerzählungen mit gegenwärtigen, systemischen Gesprächselementen in unterschiedlichen Variationen zu kombinieren.

Die Erzählgrammatik der Geschichten besteht aus verschiedenen Mustern:

1. Das Märchen bleibt in seiner Struktur und dem bekannten Ausgang bestehen – es gibt eine fiktive „Seitenhandlung", in der eine Beratung stattfindet.
2. Das Märchen nimmt einen anderen, unerwarteten Ausgang, indem die Protagonist*innen in einer Krisensituation in unterschiedlichen Beratungs-

kontexten das eigene Denken, Fühlen und Handeln reflektieren und in Folge die Handlung und den Ausgang der Geschichte verändern.

3. Es werden neue Figuren und Handlungsstränge eingefügt und ergänzt und die Geschichte wird mit „wahren und bisher nicht überlieferten Tatsachen" fortgeführt bzw. neu erzählt.
4. Systemische Fallstudien werden quasi „schwebend" mit Anklängen auf bekannte Figuren und Charaktere entworfen im Sinne der Skriptanalyse (vgl. Berne 1975).

Ebenso lassen das Spiel mit unterschiedlichen Zeitdimensionen und das Vermischen von Märchen mit Begriffen und Technologien der Gegenwart als Stilmittel einige der altvertrauten Geschichten in einem neuen Kontext und Gewand erscheinen. Weitere zufällige oder beabsichtigte Stilmittel seien der Aufmerksamkeit und Fantasie der Leser*innen überlassen.

Interessant für uns war im Nachhinein, dass sich quasi „zufällig" aus den Märchenvorlagen unterschiedliche Beratungsanlässe, Settings und Aufträge entwickelten (z. B. Coaching, Paarberatung, Ernährungsberatung, Klagenden-Interaktionen, Zwangskontexte, professionelle und Alltagsberatungen, gruppentherapeutische Prozesse, Reflecting Team, u. a. m.). Auch unterschiedliche Berufsgruppen aus dem psychosozialen Bereich fanden ihren Weg in die Geschichten.

Zuletzt sind der Humor und das Augenzwinkern zu nennen. So ließen sich Ernsthaftigkeit und Spaß mit diesem Projekt auf eine kreative Weise verbinden, denn wir meinen, eine Beratung, ein Leben, Verstehen und Lernen ohne Humor sind etwa so, wie Schneewittchen ohne die sieben (oder acht?) Zwerge ...

1. Herrn Kaisers neue Kleider

Wir befinden uns auf dem Schloss des Kaisers. Er ist mit seinem Hofrat in seinen Privatgemächern.

Kaiser: Laangweilig!!! Mir ist so langweilig. Es gibt nichts Interessantes zu tun! Die Regierungsgeschäfte machen die Minister, das Schloss versorgt die Dienerschaft und ich habe nichts zu tun. Immer nur flanieren und mich vom Volk huldigen lassen (gäähn) ... wie langweilig!

Hofrat: Aber Majestät, Ihr liebt es doch auszugehen, sich in der neuesten Mode dem Volk zu präsentieren, prachtvolle Feste zu geben, umgeben zu sein von Glanz und Glamour!

Kaiser: Jaha, aber es gibt ja nichts Neues – alles schon da gewesen! Die Schlaghosen hatten wir in den 60ern, Neonfarben und schrille Muster in der 70ern, Schulterpolster und Vokuhila in den 80ern. Ach – was erzähle ich es, Er weiß es ja selbst. Es ist alles soo langweilig, was soll ich nur tun!?

Hofrat: Also, meine Ratschläge sind inzwischen auch erschöpft. Ich habe Euch die besten und ausgefallensten Designer an den Hof geholt, die extravagantesten Partyplaner ...

Kaiser: (Gäähn) langweilig ...

Hofrat: ... allerdings habe ich vor kurzem von einem Herrn Schneider gehört, der soll wahre Wunder vollbringen können, wenn Menschen mit ihrem Leben unzufrieden sind. Möchten Eure Hoheit ihn kennenlernen?

Kaiser: Ja, ja, unbedingt, lasse Er ihn sofort kommen – das ist ein Befehl!!

Am selben Tag nachmittags in einem kleinen Audienzsaal.

Hofrat: Eure Majestät, darf ich Euch Herrn Schneider vorstellen!?

Kaiser: Möge Er hereintreten. *(zu Herrn Schneider gewandt)* Nun, was ist Seine besondere Gabe (gäähn), ... dass Er mich von dieser entsetzlichen Langeweile befreien kann?

Schneider: *(verneigt sich)* Eure Majestät, ich komme aus dem Land, wo Wunder noch geschehen und Veränderungen gewünscht sind. Wenn Ihr erlaubt, Eure Hoheit, so könnte ich einige Möglichkeiten mit Euch herausarbeiten.

Kaiser: Und was sind Seine Bedingungen? Niemand arbeitet ohne Lohn.

Schneider: Nun, meine Bedingungen sind nicht ganz einfach: ich bestehe auf einem Vertrag, der mir erstens ein angemessenes Honorar zusichert. Ich will nicht mehr haben als den üblichen Preis in diesem Business.

Kaiser: Ach, Geld spielt keine Rolle!

Schneider: Eure Hoheit missversteht mich, ich bin nicht käuflich, ich will nur, was mir zusteht. Zweitens, ich verlange eine kaiserliche Zusicherung, dass Eure Hoheit bei Misslingen der Zusammenarbeit oder Unzufriedenheit von Seiten Eurer Hoheit über den Verlauf unserer Zusammenarbeit mir gegenüber weder eine Bestrafung verhängt, noch, dass man mich des Landes verjagt. Und drittens, ich bin kein Zauberer. Alles, was geschieht, muss auch durch Euer Mitwirken erarbeitet werden.

Kaiser: Jaja, einverstanden, wenn nur die Langeweile aufhört. Ich werde Seine Bedingungen erfüllen, schließlich bin ich der Kaiser. Hofrat! Lasst sofort den Vertrag aufsetzen!

Nach Vertragsabschluss erfolgt das nächste Treffen am kommenden Tag, diesmal im Teesalon des Palastes.

Schneider: *(verbeugt sich tief vor dem Kaiser)* Eure Majestät!

Kaiser: Ach, lassen wir doch die Förmlichkeiten. Sagen Sie ruhig Herr Kaiser zu mir, das macht das Gespräch auch für mich leichter.

Schneider: Ja, danke, damit bin ich einverstanden, ich bin dann Herr Schneider. Herr Kaiser, zunächst möchte ich einiges von Ihnen wissen, um Ihre Situation besser verstehen zu können. Was ist das, was Sie verändern wollen?

Kaiser: Die Langeweile, das nervt, das zermürbt mich so. Alle sind mir stets zu Diensten, erfüllen mir die kleinsten Wünsche. Ich muss nur etwas andeuten, sofort wird es gemacht. Das langweilt mich so – keine Herausforderungen, keine Höhepunkte in meinem Leben, alles ist so enervierend.

Schneider: Habe ich Sie richtig verstanden, dass der Mangel an Herausforderungen und die damit verbundene Langeweile Ihre schwierige Situation ausmachen?

Kaiser: Ja, ja, dieser immer gleiche Trott, diese Monotonie – alles langweilt mich, nichts macht mir Freude oder ist aufregend.

Schneider: Und wenn Sie Ihre schwierige Situation verschlimmern wollten, was müssten Sie dann tun?

Kaiser: Verschlimmern? Verstehe ich Sie richtig, ich soll mich noch mehr langweilen???

Schneider: Ja, das haben Sie richtig verstanden. Also, was müssten Sie tun, um sich noch mehr zu langweilen?

Kaiser: Ach, ich müsste alles machen wie bisher, noch mehr Feste feiern, Ausritte und Spaziergänge in den kaiserlichen Gärten unternehmen, andere Hoheiten einladen, mir neue Kleider machen lassen, die ich dann doch grässlich finde. Ich müsste von all dem mehr machen und würde mich dann auch noch mehr langweilen.

Schneider: Und was glauben Sie, müssten Sie tun, damit Ihre schwierigen Situationen weniger werden?

Kaiser: Also, das habe ich doch auch schon versucht, keine Feste mehr, keine Ausritte, keine Einladungen. Das ist doch dann auch öde, dann passiert ja gar nichts mehr. In zwei Wochen ist mein Geburtstag. Ich bin schon ganz verzweifelt. Was soll ich nur machen? Ich fürchte, es wird das Langweiligste, was ich je erlebt habe ...

Schneider: Stellen Sie sich einmal vor, heute Nacht, während Sie schlafen, würde ein Wunder geschehen. Eine Fee oder ein Zauberer kämen und würden Ihre Schwierigkeiten verschwinden lassen. Woran würden Sie am nächsten Morgen bemerken, dass ein Wunder geschehen wäre? Und bedenken Sie, Sie haben geschlafen, Sie wissen nicht, dass ein Wunder geschehen ist. An welchen Dingen, welchen Wahrnehmungen, ja – woran würden Sie es merken?

Kaiser: Ich würde fröhlich aus dem Bett aufstehen, die Brokatvorhänge beiseiteschieben und zuerst einmal schauen, wie das Wetter ist.

Schneider: Und dann?

Kaiser: Je nach Wetter würde ich einen Ausritt ... ach nein, ich würde in die Palastküche gehen und schauen, was so zum Frühstück vorbereitet wird. Ja, ich würde vielleicht sogar in der Palastküche mit dem Personal speisen. Am liebsten Blaubeerpfannkuchen und nicht das übliche, Lachs und Kaviar, bääh ...!

Schneider: Was hält Sie davon ab, so etwas zu tun?

Kaiser: Das ziemt sich nicht, das ist gegen die Etikette. So etwas hat es noch nie gegeben! Keiner meiner Vorfahren hat so etwas jemals gemacht. Ich würde meine Glaubwürdigkeit verlieren, ich hätte keine Autorität mehr!

Schneider: Wo steht geschrieben, dass die Autorität eines Kaisers davon abhängt, wo und mit wem er frühstückt? Sie sind doch der Kaiser, der bestimmen kann – auch über sein Leben, oder?

Der Kaiser wird sehr nachdenklich und bittet Herrn Schneider zu einem weiteren Gespräch in der kommenden Woche.

Eine Woche später, diesmal auf einer kleinen Terrasse in einem Seitenflügel des Palastes.

Schneider: Hallo Herr Kaiser, einen schönen guten Tag.

Kaiser: Guten Tag Herr Schneider. Ach, ich muss Ihnen ja so vieles berichten: Nach unserem letzten Gespräch habe ich über vieles nachgedacht, wie normalerweise mein Tagesablauf ist, was mir daran gefällt und was nicht. Und ich habe bemerkt, dass auch meine Dienerschaft und meine Beamten alle in solch einem Trott verhaftet sind. Und Sie glauben gar nicht, wie entsetzt die jedes Mal reagiert haben, wenn ich etwas anderes machen wollte! Der Hofrat ist mehrmals in Ohnmacht gefallen, wenn ich im Morgenrock zum Frühstücken in die Küche ging. Der Koch hat sich fast geweigert zu kochen, wenn ich ihm dabei über die Schulter geschaut habe. Und erst meine Beamten! Einige haben sich sogar in ihre Kanzleien eingeschlossen, damit ich mich nicht nach ihren Aufgaben erkundige. Aber damit ist jetzt Schluss! Ich habe einen Plan. Dazu benötige ich Sie allerdings noch die nächsten Tage, bis zu meinem Geburtstag.

Schneider: Das hört sich ja spannend an, da bin ich sehr neugierig. Erzählen Sie!

Kaiser: Sie heißen ja Schneider und ich habe das Gerücht gestreut, dass Sie Schneider sind und mir für die Geburtstagsfeier ein neues Gewand nähen werden, eines, wie es noch nie da gewesen ist. Und da Sie ja aus dem Land der Wunder und Veränderungen kommen, habe ich ebenfalls verbreitet, dass Sie ein ganz besonderes Material verwenden – einen Stoff, den nur diejenigen sehen können, die ihres Amtes oder ihrer Position würdig sind. Vor meiner Geburtstagszeremonie müssen Sie mir diese *besondere Kleidung* bringen und mir bei der Ankleidung behilflich sein. Dann gehe ich in Unterwäsche zu der Zeremonie und lobe Ihre wundervolle Schneiderkunst, die Sie bitteschön ebenfalls in ausschweifenden Bekundungen beschreiben müssen.
Ich sehe sie alle schon vor mir – ihre entsetzten Gesichter!!! Und alle werden in die Schwärmerei einstimmen, sie werden sich überschlagen vor Bewunderungsbezeugungen. Anschließend begrüße ich vom Balkon aus das Volk. Was sagen Sie dazu, Herr Schneider? Heißa! Das wird ein Spaß!!!

Dagmar Hosemann

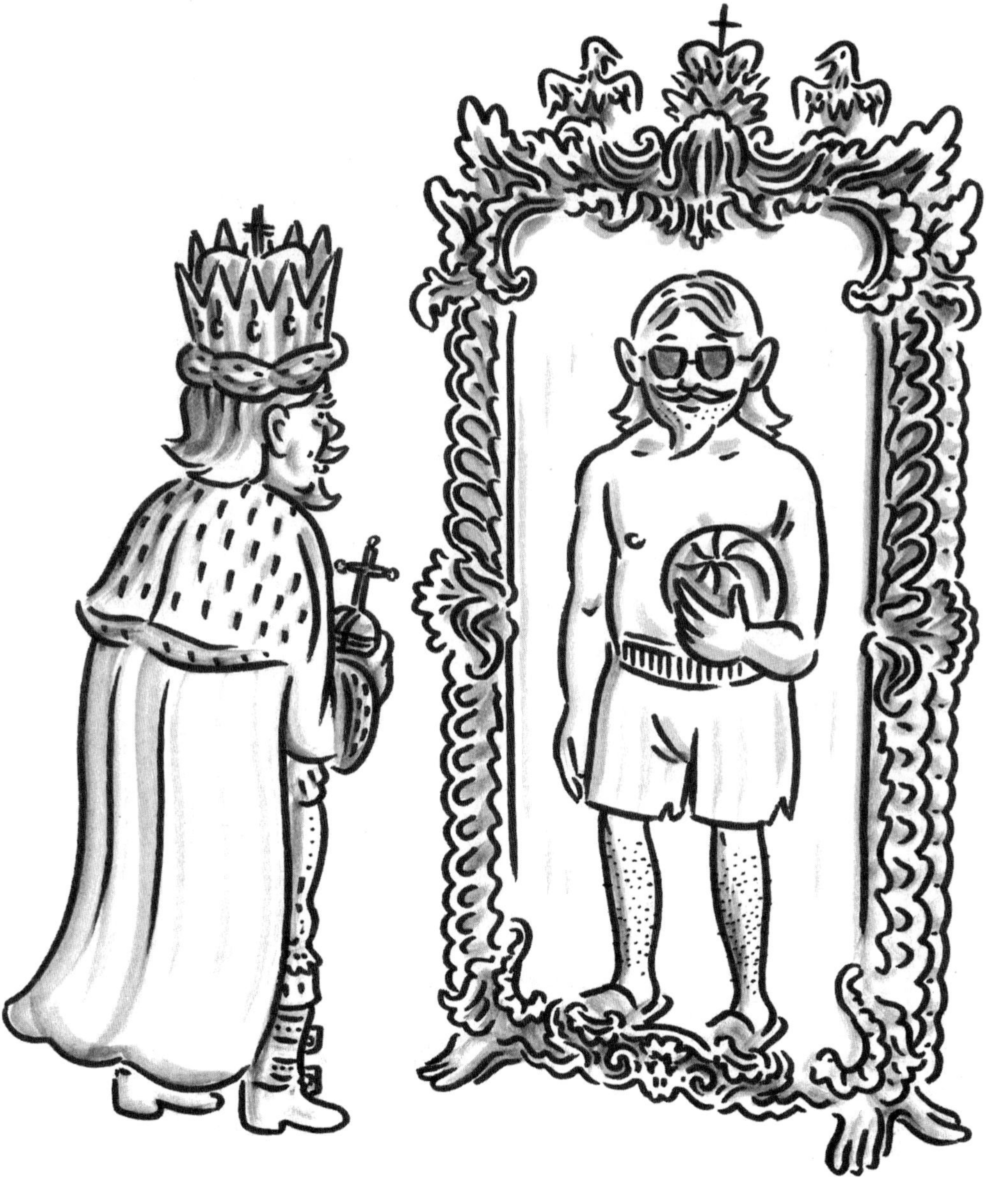

2. Heirat mit Hindernissen – Prinzessin gesucht

Ein Feenhaus, tief verborgen im Wald

Fee: Herr Prinz, ich freue mich, Sie begrüßen zu dürfen, haben Sie denn gut hierher gefunden?

Prinz: Hallo. Ja danke, es war ein bisschen schwierig zu finden, aber jetzt bin ich ja endlich da.

Fee: Schön, dass Sie trotz der Schwierigkeiten zu mir gefunden haben. Wie kann ich Ihnen behilflich sein?

Prinz: Also, ich steh' gerade total unter Druck ... Wissen Sie, meine Eltern wollen unbedingt, dass ich heirate, und zwar am besten jetzt sofort. Ich weiß gar nicht, was die so plötzlich haben, das belastet mich total! Und dann noch ständig ihr Gedränge, ich soll dieses und dann jenes Mädel edler Herkunft mal treffen. Und der Höhepunkt ist ja wohl der Ball gewesen! Jede ledige Adlige aus dem Umland war da, und ich sollte mir hier, jetzt und sofort eine aussuchen. Und wissen Sie was? Ich hab' doch tatsächlich eine unglaubliche Prinzessin kennengelernt. Sie war die schönste auf dem Ball. Nein, was sag' ich – die schönste auf der ganzen Welt!

Fee: Das ist ja wunderbar, dass Sie nach solch einer Anstrengung diese unglaubliche Prinzessin gefunden haben!

Prinz: Ja, aber das ist ja das Problem: Sie ist dann einfach verschwunden. Ich weiß nicht mehr weiter – hier meine Eltern, dort diese Prinzessin und dann diese schreckliche Heiratsverpflichtung. Ich weiß nicht, was ich tun soll?!

Fee: Sie haben gerade berichtet, dass es mehrere Dinge gibt, die Sie bedrücken, unter anderem das Erscheinen dieser Prinzessin. Wäre es Ihnen lieber gewesen, wenn Sie sie nicht kennengelernt hätten?

Prinz: Nein, um Gottes Willen, das ist doch mein Anker gerade. Ich meine, das ist das Schönste, was in der letzten Zeit passiert ist! Aber ich weiß nicht, wie ich sie wiederfinden soll und meine Eltern wollen unbedingt, dass ich bald heirate ...

Fee: Wissen denn Ihre Eltern, dass Sie bereits eine Prinzessin auserwählt haben?

Prinz: Nee, so richtig wissen sie es nicht, denn das Problem ist ja, dass sie denken, ich will unter keinen Umständen heiraten. Wenn ich ihnen nun sage, ich habe eine ausgewählt und kann ihnen diese nicht vorstellen, dann denken sie ja sofort, dass ich sie betrügen will.

Fee: Was glauben Sie, wären Ihre Eltern glücklich, wenn Sie eine andere heiraten würden, nur um verheiratet zu sein, obwohl Sie sich in diese besondere Prinzessin verliebt haben?

Prinz: Na ja, ich weiß nicht. Sie wären sicher froh, dass ich endlich geheiratet hätte, aber ich glaube nicht, dass sie mir *das* wünschen würden. Sie wollen ja schon, dass auch ich glücklich bin, denn nur ein glücklicher König regiert gut! Und wenn ich es so überlege, dann haben mir meine Eltern ja auch keine Braut einfach aufgedrückt, sondern ich durfte mir ja genau genommen eine aussuchen auf dem Ball. Das heißt, sie wollen schon, dass ich die Richtige für mich finde, was ich ja auch getan habe – nur, dann ist sie verschwunden! Und jetzt weiß ich einfach nicht, was ich tun soll!?

Fee: Ich hätte mir Ihre Situation gerne noch genauer angeschaut. Dafür möchte ich Sie einladen, Ihren Wirkungseinfluss in dieser Situation auf einer Skala, die von 1 bis 10 reicht, einzuordnen, wobei 1 „ich habe so gut wie keinen Einfluss" darstellt und 10 „ich kann die Situation komplett nach meinen Wünschen und Vorstellungen formen" bedeutet. Wo auf dieser Skala würden Sie sich sehen?

Prinz: Na ja, mein Wirkungseinfluss, ich weiß nicht ... vielleicht so bei 3?

Fee: Und wie war es, bevor Sie hierher zu unserem Gespräch kamen?

Prinz: Da war's sicher bei 1. Da wusste ich ja gar nicht mehr weiter.

Fee: Ich bin sehr erfreut, dass Sie es schon jetzt von 1 auf 3 geschafft haben. Was hat sich denn für Sie verändert?

Prinz: Ich habe jetzt nicht mehr das Gefühl, gegenüber meinen Eltern und deren Wünschen so ausgesetzt, so ohnmächtig zu sein. Ich hatte in dem ganzen Trubel vergessen, dass meine Eltern zwar wollen, dass ich heirate, aber dass *ich* ihnen wichtig bin und sie mich *auch* glücklich sehen wollen, war mir nicht mehr so bewusst.

Fee: Und welche Konsequenzen hat dies nun für Sie?

Prinz: Hm, das ist eine gute Frage ... Also, ich denke, in erster Linie ist der Druck ein bisschen weg. Ich soll zwar immer noch heiraten, aber ich glaube, wenn ich ihnen jetzt sage, dass ich jemanden gefunden habe, werden sie sich für mich freuen – auch wenn ich ihnen dann beichten muss, dass ich sie wieder verloren habe.

Fee: Was denken Sie, wie würden Ihre Eltern darauf reagieren?

Prinz: Also entweder sie würden denken, ich will sie austricksen oder aber sie wären bestürzt und würden mich bedauern. Vielleicht würden sie mir auch ein bisschen mehr Zeit geben, damit ich nach der Prinzessin suchen kann.

Fee: Gibt es Gründe, warum Ihre Eltern denken sollten, dass Sie sie austricksen wollen?

Prinz: Na ja, ich weiß nicht genau, aber ich hab' mich ja so lang es ging vor der Heirat gedrückt und alles getan, dass ich drum herumkomme.

Fee: Wenn ich alles richtig verstanden habe, *war* Ihre Situation bisher ja auch so, aber seit dem Ball hat sie sich verändert. Was müssten Ihre Eltern wissen, um Ihnen zu glauben?

Prinz: Nun, in erster Linie müsste ich ihnen überhaupt davon erzählen, dass ich meine Prinzessin schon getroffen habe und ihnen klarmachen, wie wichtig es mir ist, dass sie und zwar nur *sie* meine Braut wird.

Fee: Ich bin richtig begeistert von Ihrer Entschlossenheit, Ihre Wünsche realisieren zu wollen und ich merke auch, wie wichtig Ihnen das Gespräch mit Ihren Eltern über die bevorstehende Hochzeit und Ihre zukünftige Braut ist. Wenn ich auf unser Gespräch zurückblicke fällt mir auf, dass Sie anfangs drei Probleme benannt haben, erstens: die Situation mit Ihren Eltern, zweitens: den Zeitdruck, sich zu vermählen und dann drittens: das Kennenlernen der Prinzessin. Würden Sie mir zustimmen?

Prinz: Ja.

Fee: Was denken Sie, hat sich an dieser Situation im Laufe unseres Gespräches verändert?

Prinz: Puh, da muss ich mal einen Moment überlegen *(denkt lange nach)*. Na ja, sehen Sie, meine Eltern habe ich irgendwie anders gesehen. Wie ich vorhin schon sagte, ich habe immer gedacht, sie wollen mich, komme was da wolle, verheiraten. Und erst jetzt habe ich gemerkt, dass sie mich zwar immer noch verheiraten wollen, aber nicht mit der Erstbesten, sondern dass ich mir meine Braut selbst aussuchen kann, was ich ja auch schon dank meiner Eltern auf dem Ball getan habe. So gesehen, bin ich ihnen eigentlich sogar dankbar dafür.

Fee: Ich bin erfreut darüber, dass Sie nun eine andere Sicht auf diese Situation gewonnen haben, sodass es sich für Sie nicht mehr als das gleiche Problem wie zu Beginn unseres Gespräches darstellt. Würden Sie mir da zustimmen?

Prinz: Ja also, wenn Sie das so formulieren, spüre ich, dass ich nicht mehr so unter dem Druck meiner Eltern stehe …

Fee: Und wie sieht es mit dem anfänglichen Druck, sofort heiraten zu müssen aus? Was hat sich an dieser Situation verändert?

Prinz: Dadurch, dass ich die Prinzessin gefunden habe und heiraten möchte, ist es nicht mehr so schlimm und ich habe auch das Gefühl, dass meine Eltern, wenn ich es ihnen nur richtig erkläre, mir auch Zeit lassen, sie zu finden.

Fee: Ich finde es bemerkenswert, dass Sie es trotz dieser komplizierten Situation geschafft haben, einen klaren Blick zu behalten. Ich möchte Ihnen gerne gratulieren, dass Sie die Willenskraft und den Mut zeigen, Ihr Leben nach Ihren Vorstellungen zu gestalten. Ich möchte Sie bitten, sich noch einmal auf der Skala einzuschätzen. Zuletzt lagen Sie bei 3. Auf welchem Skalenwert befinden Sie sich nun?

Prinz: Also ich denke, dass ich jetzt so bei 6 bin.

Fee: Fantastisch, das finde ich stark! Was könnten Sie tun, damit Ihr Wirkungseinfluss bei 7 liegt?

Prinz: Na ja, ich müsste mir überlegen, wie ich die Prinzessin finden kann …

Fee: Oh, das ist eine gute Idee! Jetzt bin ich gespannt, wie Sie vorgehen möchten. Können Sie mir davon erzählen?

Prinz: Hm … Ich habe mir noch nicht so viele Gedanken gemacht. Es ist mir ja jetzt erst so in den Sinn gekommen. Ich glaube, ich würde zuerst noch einmal mit meinen Angestellten reden. Vielleicht haben die ja etwas gefunden. Aber ansonsten habe ich keine Ahnung, wo ich anfangen soll.

Fee: Wie sind Sie denn in anderen schwierigen Situationen vorgegangen?

Prinz: Nun, ich hatte bisher noch nie so schwierige Situationen. Ich meine, ich bin ein Prinz – da hat man nicht so viele Schwierigkeiten. Aber wenn, dann haben mir meine Freunde zur Seite gestanden.

Fee: Was meinen Sie, wie könnten Ihnen Ihre Freunde bei Ihrer Lösungsfindung weiterhelfen? Was würden sie Ihnen raten?

Prinz: Hm …! Ich denke, sie würden mir raten, die Suche nicht aufzugeben. Und ich glaube auch, dass sie mich unterstützen würden bei dem, was ich tue. Nur, ich weiß halt nicht, was ich tun soll?

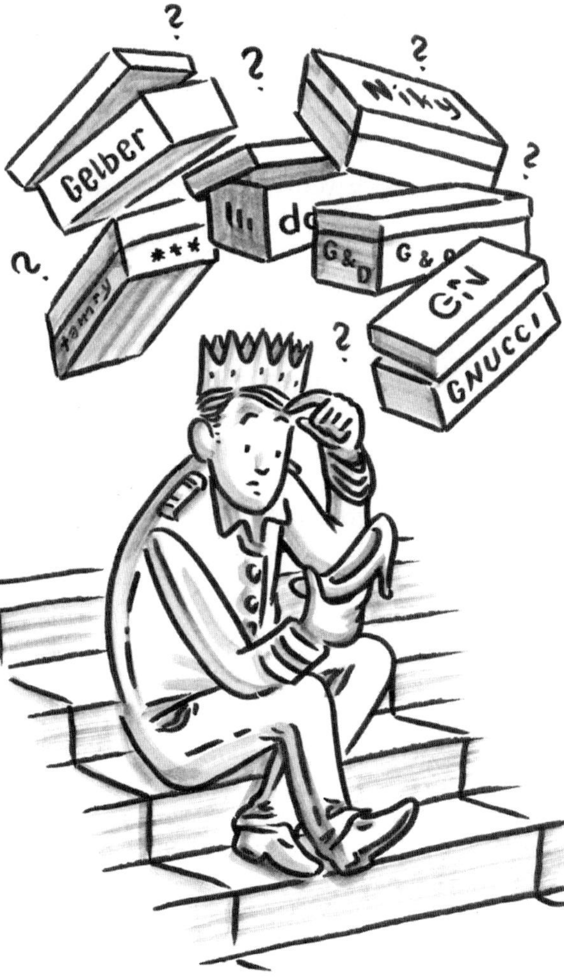
Gelber
Wiky
G&D
GNUCCI

Fee: Was haben Sie denn schon unternommen?

Prinz: Also, ich habe unser Schloss von oben bis unten durchsuchen lassen, aber da war nicht mehr als ein dämlicher goldener Schuh zu finden, von dem nicht einmal jemand weiß, wem er gehört!

Fee: Also, das ist ja seltsam, dass jemand einen Schuh verliert und es nicht merkt, finden Sie nicht auch?

Prinz: Ja, dass finde ich auch. Ich habe mir darüber noch gar keine Gedanken gemacht, wem der Schuh gehören könnte. Jetzt aber, wo wir darüber reden, stelle ich mir die Frage, wem wohl der Schuh gehört, warum er dort lag, und ob er nicht sogar meiner Prinzessin gehören könnte, die ja so plötzlich verschwunden ist?

Fee: Was haben Sie nun vor zu tun?

Prinz: Sie stellen wirklich gute Fragen … *(überlegt)* Ich denke, dass ich mich noch einmal mit meinen Freunden unterhalten müsste, um ihnen von meiner Vermutung zu berichten. Und dann würde ich mich mit ihnen und dem Schuh auf die Suche nach meiner Prinzessin machen.

Fee: Das ist eine fantastische Idee! Ich würde wirklich gerne wissen, wie Sie die Suche genau gestalten werden?

Prinz: Nun, dass ist für mich als Prinz kein großer Aufwand. Ich werde einfach alle jungen Frauen des Königreichs auf dem Schlosshof versammeln lassen und dann müssen sie den Schuh der Reihe nach anprobieren. Und diejenige, der er passt, die wird dann die Richtige sein … Ich denke, damit wäre es getan!

Fee: Also, das klingt nach einem durchdachten Plan und es freut mich, dass Sie innerhalb dieses Beratungsgesprächs so offen mir gegenüber waren und mir Ihr Vertrauen geschenkt haben. Ich bin gespannt in der nächsten Sitzung von der Umsetzung Ihres Plans zu hören. Wer weiß – manchmal geschieht ja ein Märchen im Märchen …

Autorin o. N., s. Vorwort

3. Das grüne Grauen

In der ambulanten Feensprechstunde für Kinder und Jugendliche im Buchenhain

Fee: Ich grüße Euch, holde Prinzessin. Nehmt doch hier bitte Platz. Darf ich fragen, was Euer Anliegen ist?

Prinzessin: Oh, gute Fee, wenn du wüsstest, was mir zugestoßen ist! Es ist alles so schrecklich. Ich habe das nicht gewollt, und nun ... Du bist die einzige, die mir noch helfen kann!

Fee: Liebe Prinzessin, ich merke, wie sehr verzweifelt Ihr Euch fühlt. Das klingt nach einer ernsten Schwierigkeit. Ich schlage vor, wir nehmen uns etwas Zeit, um darüber nachzudenken, wie die Situation verändert werden kann. Ist das in Ordnung für Euch?

Prinzessin: Ja bitte, du hast doch Zauberkräfte, das ist meine letzte Hoffnung ...

Fee: Nehmen wir einmal an, unser Gespräch heute führt dazu, dass Euch geholfen worden ist, was wäre dann anders und wie wäre dies besser für Euch?

Prinzessin: Ach – dieser grässliche Frosch wäre wieder verschwunden! Ich hasse ihn, er ist so hässlich und eklig! Alles war gut, bis dieser Frosch auftauchte.

Fee: Ein grässlicher Frosch? Das möchte ich genauer verstehen, wie kann ein Frosch Euch so durcheinanderbringen? Ich meine, Ihr seid eine Prinzessin, viel größer und stärker als ein Frosch!

Prinzessin: Aber das ist es ja gerade, ich kann nichts tun und ich darf nichts tun! Selbst mein Vater will mir nicht helfen. Dieses widerliche, schleimige Tier verfolgt mich auf Schritt und Tritt, und mein Vater fordert, dass das Versprechen eingehalten wird ...

Fee: Ein Versprechen?

Prinzessin: Ja, so war es. Es war ein so schöner Tag. Ich spielte im Garten mit meiner goldenen Kugel. Ich warf sie in die Luft, denn sie glitzerte so wunderbar im Sonnenlicht. Doch dann kam ich aus Versehen zu nah an den Brunnen und, o weh, die Kugel fiel hinein! Ich habe mich so erschrocken und schrecklich geweint. Ich war ganz unglücklich und schämte mich so sehr, dass ich nicht zurück zum Schloss gehen wollte. Schließlich war die goldene Kugel ein Geburtstagsgeschenk, das ich gerade erst bekommen hatte. Was sollte ich meinem Vater denn bloß sagen? Und, o gute Fee, du wirst es nicht glauben – nach einer Weile tauchte plötzlich ein Frosch aus dem Brunnen auf und bot an, mir zu helfen. Zuerst war ich durcheinander, aber dann dachte ich an meine goldene Kugel und wie gerne ich sie wieder zurückgehabt hätte. Aber – wie konnte ich denn nur so dumm sein?!

Fee: Oh doch, ich glaube Euch. Was für eine wundersame Geschichte. Nun, wer möchte nicht Hilfe in einer schwierigen Lage, das ist doch sehr verständlich. Und was geschah danach?

Prinzessin: Der Frosch sagte, er würde mir meine Kugel aus dem Brunnen zurückbringen, wenn ich ihm verspräche, den Tisch und mein Bett mit ihm zu teilen.

Fee: Aha. Und wie habt Ihr Euch in der Situation entschieden?

Prinzessin: In meiner Not habe ich Ja gesagt, das ist doch klar, aber ich habe es nicht so ernst genommen. Das war doch Erpressung, oder?

Fee: Ihr möchtet nun meine Meinung zu Eurer Entscheidung hören, verstehe ich das richtig?

Prinzessin: Ja.

Fee: Nun, wenn er sich an seinen Teil der Abmachung mit Euch gehalten hat, könnte man es auch als Tauschhandel betrachten.

Prinzessin: Hm ... Na ja.

Fee: Jetzt bin ich aber neugierig: Hat er Euch die Kugel denn tatsächlich zurückgebracht?

Prinzessin: Ja, das hat er, aber es ist doch nur ein dummer, gewöhnlicher Frosch gewesen ...

Fee: Wie findet Ihr es denn heute mit etwas Abstand, dass ein Frosch ausgerechnet einer jungen und schönen Prinzessin in Not ein solches Versprechen abringt? Also, ich frage mich gerade, ob dies wirklich ein gewöhnlicher Frosch war, denn in meiner Welt wollen Frösche nicht in Palästen leben, sondern sich mit ihresgleichen in Teichen tummeln. Was meint Ihr dazu?

Prinzessin: Hm, ... seltsam irgendwie schon ... Na ja, in Märchen sind Tiere halt manchmal anders, das weiß ich. Aber ich verstehe es überhaupt nicht!

Fee: Ein Fragezeichen bis zu diesem Punkt also. Und wie ging es weiter, denn bis jetzt scheint für Euch die Geschichte mit einer guten Lösung im Garten beendet gewesen zu sein ...?

Prinzessin: Das dachte ich auch. Also, wenn ich jetzt schon hier bin, muss ich wohl auch den Rest erzählen. Es ist mir peinlich, ehrlich gesagt. Ich hatte den Frosch danach einfach vergessen.

Fee: Oh, das kann ich nachvollziehen. Und wenn ich raten darf ... Euren Teil des Versprechens auch?

Prinzessin: Ja, ja! Und kurz danach passierte das Schreckliche: Der grauenhafte Frosch kam zum Schloss und verlangte Einlass. Er bestand auf seinem Teil der Abmachung, und als ich ihn nicht hereinlassen wollte, sprach er bei meinem Vater vor. Der wusste natürlich von nichts und hörte die Geschichte zum ersten Mal, von diesem aufdringlichen Frosch, wie auch sonst. Und – o gute Fee, du kannst dir nicht vorstellen was dann geschah: Mein Vater befahl mich zu sich, ich musste ihm alles beichten, und nach etwas Bedenkzeit gab er den Forderungen dieses Ungeheuers nach!
Ab diesem Zeitpunkt musste ich meinen Tisch mit diesem ekligen Frosch teilen. Tag für Tag, ohne Ausnahme, bis heute! Essen ist für mich ein Graus geworden. Ich wünschte, es gäbe eines Tages Froschschenkel und der Spuk wäre endlich vorbei!

Fee: Das muss für Euch ein großer Schock gewesen sein, verglichen mit dem unbeschwerten Leben, das Ihr vorher hattet.

Prinzessin: Der Frosch muss weg!!! Kannst du ihn nicht wegzaubern oder mit meinem unbarmherzigen Vater sprechen? Es ist alles so schrecklich! Wer weiß, was dieses schleimige Ding noch alles will ...?!

Fee: Ich kann Euren Wunsch sehr gut verstehen und ich danke Euch für Euer Vertrauen in meine Kräfte. Leider muss ich Euch sagen, dass ich als Fee nicht eingreifen darf in Versprechen und Abmachungen, wenn sie einmal getroffen wurden. Das gilt auch für Prinzessinnen und das Wort, das sie gegeben haben. Euer Vater scheint ein gerechter Herrscher zu sein. Wie hättet Ihr wohl an seiner Stelle entschieden, wenn Ihr Euch vorstellt, Ihr wäret später einmal die kluge und weise Königin eines Reiches?

Prinzessin: Das ist etwas ganz anderes! Ich würde niemals meine Tochter so leiden lassen. Wer weiß, was noch als Nächstes kommt ...?!

Fee: Das ergibt in der Tat Sinn aus Eurer Sicht, denn Gerechtigkeit ist die eine Sache, von einem Frosch bedrängt zu werden, eine andere. Was könnte also als Nächstes passieren, was meint Ihr? Ich finde es übrigens sehr klug und mutig, dass Ihr Euch traut, hier mit mir zusammen weiter zu denken, welche Konsequenzen Euer Versprechen an diesen Frosch haben könnte. Darüber mache ich mir gerade Gedanken ...

Prinzessin: O Schreck, ach du meine Güte, das will ich nicht weiter denken ...! Was hat er am Brunnen noch gesagt? Dieses grüne, glibberige Monster will auch zu mir ins Bett!!! O je, was habe ich nur getan, wie kann ein Frosch denn so etwas verlangen? Das ist doch unnatürlich und pervers!

Fee: Nur einmal angenommen, dies alles würde genauso passieren. Was werdet Ihr dann tun? Wie werdet Ihr Euch in dieser Situation verhalten?

Prinzessin: Das weiß ich doch nicht! Ich würde wahrscheinlich zuerst um Hilfe rufen, aber niemand im Schloss würde mir beistehen. Auf meinen gerechten Vater kann ich nicht zählen, das habe ich jetzt verstanden. Niemand kann mir helfen! Deswegen bin ich ja hier. Ich brauche einen Zauberspruch von dir ... bitte!!!

Fee: Das habe ich wohl verstanden und es würde auch mir vielleicht ähnlich gehen. Nur einmal angenommen, ich wäre nicht hier oder würde den genauen Zeitpunkt verpassen, weil ich gerade auf einer Feenfortbildung wäre oder ich hätte den rechten Zauberspruch vergessen, weil ich ja schon etwas älter bin und Ihr, kluge Prinzessin, hättet am Ende keine andere Wahl, dies alles notgedrungen als eine Art Prüfung zu sehen, was werdet Ihr dann tun???

Prinzessin: Ich weiß es doch nicht! Ich kann nichts tun!!!

Fee: Wer weiß? Also, ich stelle Euch jetzt eine ungewöhnliche Frage: Angenommen, Ihr könntet die ganze Situation noch verschlimmern, was müsstet Ihr dafür tun oder sein lassen?

Prinzessin: Ich??? Na ja, einfach abwarten – oder den Frosch ... in mein Bett ...? Nein, das will ich aber nicht!!!

Fee: Das klingt nach Entscheidungsmöglichkeiten. Wisst Ihr, das mit Zaubersprüchen bei Versprechen ist so eine Sache. Wie schon gesagt, es tut mir etwas leid, wenn ich Euch das jetzt sagen muss. Hier hat meine Macht ihre Grenzen. Aber in einer Sache bin ich mir ganz sicher, denn ich möchte Euch beistehen, die Ihr ja eine junge und bald erwachsene Frau seid. Was würdet Ihr denn an meiner Stelle tun und einer anderen, sehr starken und bewundernswerten Prinzessin in einer solchen Situation raten?

Prinzessin: Waas?

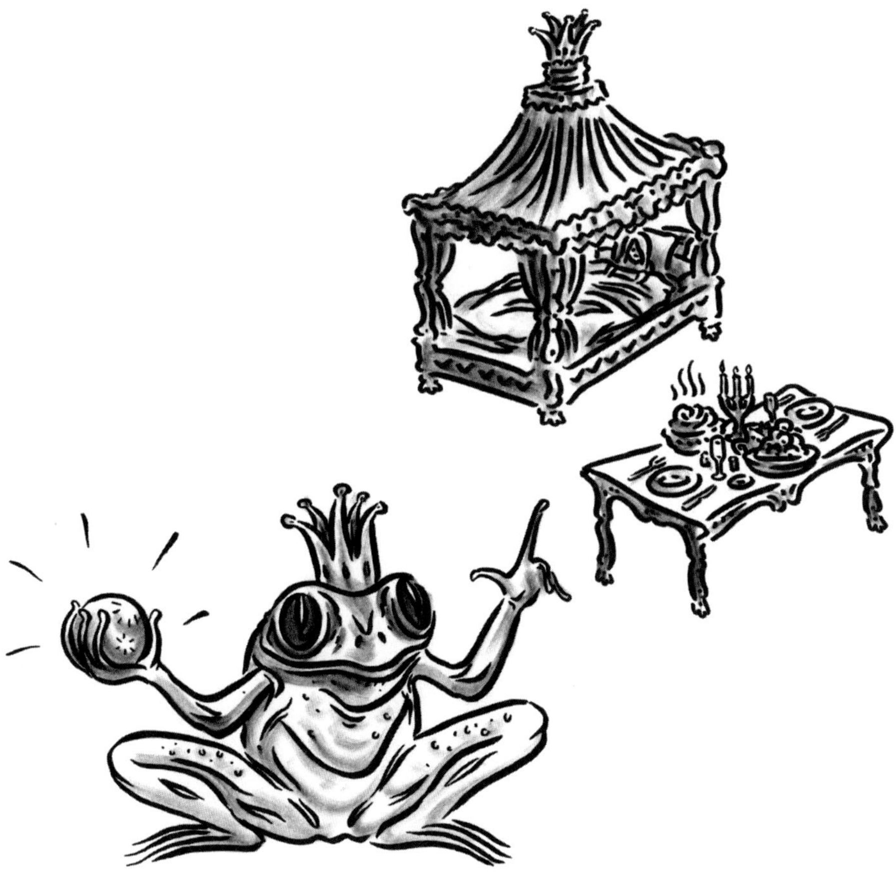

Fee: Nun, Ihr selbst, ich bleibe dabei: Stellt Euch einfach vor, Ihr hättet schon, wie auch immer, die Stärke und Weisheit erlangt, was in einer solchen Situation zu tun ist, was würdet Ihr wohl einer anderen Prinzessin raten?

Prinzessin: Bist du verrückt geworden, gute Fee? Wenn du schon nicht für mich zaubern kannst oder willst – was für eine Frage!? Das ist doch klar. Sie soll den Frosch an die Wand werfen, wenn es ihr zu grün wird!!!

Fee: Eine interessante Idee, ich gratuliere Euch! Und was könnte denn dann im schlimmsten Fall passieren?

Prinzessin: Hm ... Ein Fleck an der Wand?!?

Fee: Wer weiß ...?

Thorsten Wege

4. Pilzbratlinge und Schafsmafia – Visionen eines Wolfes

Waldinstitut für Mikroökotrophologie

Eule: Guten Tag, Herr Wolf.

Wolf: *(knurrt)* Moin.

Eule: Mein Name ist Eule. Ich bin Waldtierernährungsberater. Ich nehme an, Sie haben ein Anliegen in meinem Fachgebiet. Nehmen Sie doch bitte Platz.

Wolf: Na, davon können Sie ausgehen. Ich war noch nie bei einer Beratung und jetzt das hier!

Eule: Möchten Sie mir mehr davon erzählen? Wie kann ich Ihnen weiterhelfen?

Wolf: Na, muss wohl sein ... Ich musste letzte Woche ins Eichenhospital. Totaler Zusammenbruch, Krämpfe, Bewusstlosigkeit ... Allergischer Schock, wie sich dann herausstellte. Und das alles nach meiner Lieblingsmahlzeit. Vorher nie etwas gehabt, und dann wie aus heiterem Himmel ...!

Eule: Da können Sie ja von Glück sagen, dass Sie rechtzeitig behandelt wurden. Und – gibt es eine Diagnose?

Wolf: Ich soll meine Ernährung umstellen – rein pflanzlich. Den Fraß gab es im Hospital. Diät bis zu meiner Entlassung. Ich habe solchen Appetit auf ...

Eule: Noch einmal bitte zum Verständnis für mich, wie lautet denn die Diagnose?

Wolf: Ooh! Ich kann es kaum aussprechen, das kann doch nicht sein: „Ziegenunverträglichkeit"!

Eule: Das ist wirklich ungewöhnlich. Alle Arten von Ziegen?

Wolf: Jaa, verdammt! Vor allem erwachsene Ziegen. Der Arzt sagte, dass ein bestimmtes Enzym bei ausgewachsenen Ziegen dafür verantwortlich sein soll. Ich sage Ihnen, dahinter steckt bestimmt dieser neue Verein. Ich wette, die haben ein Serum entwickelt, den Ziegen etwas verabreicht, was sie unbekömmlich macht. Diese Biester *(knurrt)*, die wollen uns doch bloß die Nahrungsgrundlage entziehen!

Eule: Ich habe davon gehört. Eine Tierschutzbewegung der Gehörnten für vegetarisches und ökologisch verträgliches Leben.

Wolf: Was für ein Schwachsinn!

Eule: Und worin besteht nun das Problem für Sie, Herr Wolf?

Wolf: Sind Sie so schwer von Begriff? Ich soll dafür mit meinem Leben bezahlen! So ist nun mal die Nahrungskette: Wölfe fressen Ziegen. Basta!

Eule: Nun, scheinbar wurde der Überlebenswille der Ziegen lange Zeit unterschätzt. Ich habe da kürzlich eine Studie gelesen, dass auch schon Jungtiere über eine erstaunliche Intelligenz verfügen.

Wolf: Das ist mir egal! Auf wessen Seite sind Sie eigentlich? Ich habe übrigens Hunger. Ich mag eigentlich keine Vögel, da sind mehr Federn dran als Fleisch, aber nehmen Sie sich in Acht! Ich und Vegetarier? Was soll ich bloß meinem Rudel sagen und ausgerechnet meine Lieblingsspeise! Was für eine Schmach. Ich könnte ausrasten, wenn ich daran denke!

Eule: Vielen Dank, dass Sie mich an mein Berufsrisiko erinnern. Mir scheint, Sie sind sehr wütend. Ein vegetarisch lebender Wolf – das geht an die Identität. Das muss ein stolzer Jäger erst einmal verdauen. Wie kommt es, dass Sie nicht noch wütender sind?

Wolf: Das weiß ich auch nicht. Das ist vielleicht meine rationale Seite. Können wir jetzt wieder über Ernährung sprechen?

Eule: Selbstverständlich. Wenn Sie es sachlich angehen und sich über den Verstand kontrollieren können, was ja eine Ihrer Stärken zu sein scheint, dann können Sie auch ohne Fleisch überleben und damit sehr alt werden. Ein anderes Essverhalten wird Sie nicht umbringen, besonders dann, wenn es für Sie mehr Vorteile als Nachteile mit sich bringt.
Was hat man Ihnen denn in der Klinik gesagt, was dürfen Sie essen?

Wolf: *(verzieht angewidert das Gesicht)* Pilzbratlinge mit Schafskäse!

Eule: Ah, ich kenne das Konzept – der Schafskäse ersetzt das fleischliche Protein.

Wolf: Ooh! Mir wird ganz schlecht – wie soll ich denn bitteschön an Schafskäse kommen? Die Schafsgenossenschaft ist doch bekannt dafür, dass sie sich abschottet und die Preise in die Höhe treibt! Außerdem betreibt sie mit Fleischessern aus Prinzip keinen Handel.

Nein, das schaffe ich nicht! Ernährungsumstellung, mein Ansehen im Rudel, der Speiseplan meiner Familie, Verhandlungen mit der Schafsmafia – das ist einfach zu viel ... Wissen Sie was? Ich steige um auf Rehe!!!

Eule: Sie scheinen einen guten Grund zu haben, eine so große und folgenreiche Veränderung nicht machen zu wollen?

Wolf: Natürlich! Endlich mal einer, der mich versteht. Das Federvieh ist scheinbar doch nicht so eitel und oberflächlich, wie man es ihm nachsagt ...

Eule: Nun, die Natur hat Unterschiede nicht umsonst eingerichtet. Ich bin zwar hauptsächlich Ernährungsberater, aber Veränderung ist nicht leicht und jede hat ihren Preis. Das habe ich auch erst in Weiterbildungen am Systemischen Eulenzentrum gelernt. Ich hatte hin und wieder Rückfallpatienten und mich gefragt, wie es dazu kam.

Wolf: Ja, ja, schon gut! Noch einmal Ziege werde ich wohl nicht überleben. Und eine Desensibilisierungstherapie? Was ist damit?

Eule: Es tut mir leid, die gibt es noch nicht. Ich komme noch einmal auf Ihre Idee mit den Rehen zurück. Was würde also passieren, wenn Sie sich dafür entschieden?

Wolf: Die sind schon seit einiger Zeit vom Speiseplan zuhause gestrichen.

Eule: Ach, und wie kam es dazu?

Wolf: Seit meine Kinder im Tannenkino „Bambi" gesehen haben, sind Rehe ein Tabuthema auf dem Speisezettel. Sie können sich das Geheule nicht vorstellen. Selbst Kitzburger haben sie nicht mehr angerührt.

Eule: Sehr rücksichtsvoll, wenn ich das bemerken darf. Ihre Kinder scheinen Ihnen sehr am Herzen zu liegen.

Wolf: Ja doch! Jetzt hören Sie aber mal auf mit dem Psychogelaber. Wir sprachen über Essen.

Eule: Ja. Und über Alternativen, stimmt's?

Wolf: Hm, hm.

Eule: Was werden Sie also als Nächstes tun?

Wolf: Bratlinge und Schafskäse – gütiger Lupus! Da müsste schon ein Wunder geschehen ...

Eule: Gut. Angenommen, das Wunder wäre geschehen ... Stellen Sie sich vor, Sie sehen wie in einem Film Ihr zukünftiges Ich ... Gut so. Sie können ruhig die Augen schließen ... Was tut es, was fühlt es, wie sieht es aus?

Wolf: Abgemagert, hungrig, tiefliegende Augen ...

Eule: Und wo sehen Sie sich in diesem Film?

Wolf: Vor einem Haus.

Eule: Was sehen Sie noch oder gibt es auch etwas zu hören, vielleicht auch zu wittern?

Wolf: Aah, jetzt ... Ich höre Meckern. Kleine Ziegen sind im Haus. Keine Eltern zu Hause. Nur der wunderbare Duft von zarten, kleinen Ziegen. Mein Magen knurrt.

Eule: Und weiter?

Wolf: Ich habe einen Plan.

Eule: Lassen Sie den Film innerlich weiterlaufen ... Genau ... Und jetzt springen Sie bitte an das Ende. Was ist dort?

Wolf: *(nach einer Weile)* Eine Schere ... Steine im Bauch ... ein Brunnen ... ich falle ... alles schwarz ...! *(öffnet erschrocken die Augen)* War das eine Vision?

Eule: Ich weiß es nicht, aber Ihr weises Unbewusstes hat Sie möglicherweise vor einer drohenden Gefahr gewarnt. So könnte man es deuten, wenn man möchte. Gefahren in der Zukunft zu erkennen, ist eine sehr seltene Gabe. Wenn man die gut entwickelten Sinne der Wölfe bedenkt, allerdings gar nicht so abwegig ...

Wolf: Ich wusste nicht, dass ich dazu fähig bin.

Eule: Meinen Sie damit, dass Sie ein Wolf mit Weitblick sind, ein Visionär gewissermaßen, wenn man es weiterdenkt?

Wolf: Pilzbratlinge mit Schafskäse?!?

Eule: Also, wir haben heute sicher mehr gemacht als Ernährungsberatung und Sie selbst haben die Fragen, die weiter damit zusammenhängen, hier auf den Tisch gebracht, wenn man einmal bei dem Bild vom Essen bleibt. Trotz Ihres Ärgers haben Sie sich auf das Gespräch eingelassen und sich mutig den Themen gestellt. Zum Schluss möchte ich Sie fragen: Haben Sie genügend Informationen für die Entscheidung, die Sie treffen müssen, um zu überleben?

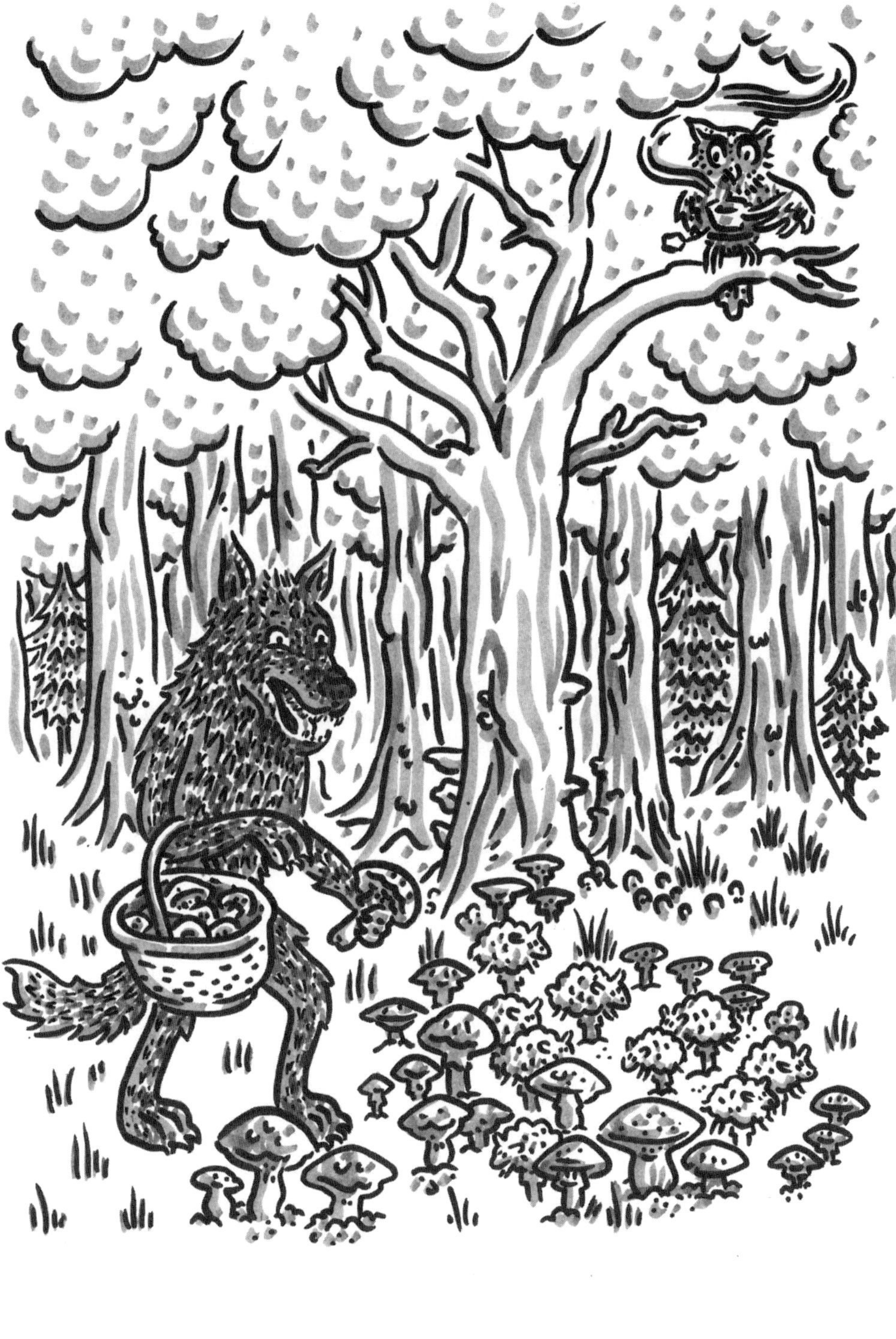

Wolf: Ja, ich glaube schon. Ich muss darüber schlafen.

Eule: Eine gute Idee, das Ganze erst einmal sacken zu lassen. Wenn Sie weitere Unterstützung brauchen, würde ich Sie gerne an einen Kollegen verweisen, der mit Hypnose arbeitet. Die Methode funktioniert sehr gut, wenn jemand entschlossen ist, hinderliche Überzeugungen und Gewohnheiten dauerhaft zu ändern. Nach unserem kleinen Gedankenexperiment eben ahnen Sie vielleicht, was mit der Kraft des Unbewussten möglich ist. Der Kollege hat zum Beispiel viele zufriedene Klient*innen zum Thema Wunschgewicht.

Wolf: Haha, also Übergewicht wird wohl bei mir kein Problem sein, wie ich befürchte ...

Eule: Wer weiß? In diesem Sinne: auf Wiedersehen, Herr Wolf, und alles Gute!

Ein Jahr später

*Der Wolf war etwas schlanker geworden. Er hatte mit gutem Anklang ein Waldtierfitnessprogramm ins Leben gerufen. Nach anfänglichem Scheitern und zähem Ringen war es ihm gelungen, ein Lieferabkommen für Käse mit der Schafsgenossenschaft abzuschließen. Die Mediation eines erfahrenen Hütehundes als Vermittler hatte schließlich Erfolg gehabt. Einige Artgenoss*innen waren seinem Beispiel gefolgt und hatten die Initiative „Anderwolf" gegründet. Die Pressestimmen hingegen waren gespalten: Während die einen von der „Degeneration der Nahrungskette, dem Untergang der Wolfskultur" sprachen und sogar mit Begriffen wie „Kollaborateur", „Ziegenfreund" und „Schafeversteher" nicht hinter dem Berg hielten, sprachen andere hingegen von einem „beispiellosen historischen Wandel" und einem „modernen, zukunftsweisenden Lebensstil".*

Und auch an Herrn Eule waren die Ereignisse nicht ganz spurlos vorbeigegangen: Er verzichtete eines Tages auf Mauskonfekt zum Tee und bezwang damit die letzte Bastion seiner kulinarischen Versuchungen. Und wie er dies, was scheinbar wie von selbst passiert war, bewerkstelligt hatte, ist ihm bis heute ein Rätsel geblieben ...

Thorsten Wege

5. Coaching von Kopf bis Fuß

Ein Beratungszimmer, hell, geschmackvoll eingerichtet. Ein Systemischer Coach und ein Kater

Coach: Guten Tag, Herr Kater. Herzlich Willkommen. Ich freue mich, Sie heute kennenzulernen.

Kater: Guten Tag.

Coach: Nehmen Sie bitte Platz. Haben Sie gut hergefunden?

Kater: O ja, das war kein Problem. Hm, ehrlich gesagt bin ich den Weg gestern schon einmal abgelaufen. Zur Probe, wissen Sie – damit heute nichts schiefgeht. Das klingt vermutlich ziemlich verrückt.

Coach: Das klingt für mich, als seien Sie sehr organisiert und planvoll vorgegangen.

Kater: So kann man es auch nennen *(lacht)*.

Coach: Sie haben mir am Telefon bereits verraten, dass Ihr Anliegen sehr dringend ist. Worüber möchten Sie heute mit mir sprechen?

Kater: Puh, also ich weiß nicht recht, wo ich anfangen soll. Ich bin hier, weil ich dringend Hilfe brauche. In Ihrem Flyer steht *(rezitiert bedeutungsvoll)*: „Entdecken Sie, was in Ihnen steckt. Bei uns werden Sie in Ihrem persönlichen Entwicklungsprozess wertschätzend und professionell begleitet." Genau das brauche ich.

Coach: Schön, dass unser Flyer Sie angesprochen hat. Was sollte hier in der nächsten Stunde passieren, damit Sie sagen können, Ihre Erwartungen wurden erfüllt?

Kater: Ich brauche einen Plan, also nein, ich habe einen Plan, aber Sie als Karriere-Coach können mir bestimmt sagen, wie meine Erfolgsaussichten sind.

Coach: Verstehe ich Sie richtig, dass Sie sich beruflich verändern möchten?

Kater: Es ist viel mehr als das. Im Grunde war ich schon im Ruhestand und nun ist alles auf den Kopf gestellt.

Coach: Sie befinden sich anscheinend in einer ganz besonderen Lebensphase. Das interessiert mich sehr. Welche Etappen gab es bislang in Ihrem Berufsverlauf?

Kater: Mein Vater sagte dazu immer: Dein Lebenslauf, mein Sohn, ist unruhiger als die zittrigen Schnurrhaare deiner Großmutter. Ich bin nicht stolz darauf, aber früher war mir eine geregelte Arbeit zuwider. Mit kleinen Aufträgen habe ich mich über Wasser gehalten. Mäuse fangen, passable Kaninchenfallen bauen, Aushilfe in einem Schuhgeschäft – sowas halt. Wenn mich ein Job gelangweilt hat, bin ich weitergezogen. Ich wollte in erster Linie Spaß haben.

Coach: Wow! Sie haben schon sehr früh gewusst, was Ihnen wichtig ist. Das ist beeindruckend. Wie haben Sie damals die dazugehörigen beruflichen Entscheidungen getroffen?

Kater: Meistens ganz spontan, aus dem Bauch heraus. Schließlich war ich es leid, ständig umherzureisen und von der Hand in den Mund zu leben. Der Müller suchte damals einen erfahrenen Mäusejäger. Na ja, Erfahrung hatte ich auf diesem Gebiet genug. Gleichzeitig bekam ich endlich ein warmes Zuhause.

Coach: Und wie ging es Ihnen damit, nachdem Sie Ihr ganzes Leben umgestellt hatten?

Kater: Sie stellen ganz schön schwierige Fragen. Nun, erstaunlich gut. Ich wurde ein Teil der Familie. Der Müller hat mir vertraut und mich oft um Rat gefragt, wenn es ums Geschäftliche ging. Zahlen waren nicht seine Stärke. Wenn ich die Mehlpreise nicht nachgerechnet und erhöht hätte, wäre die Mühle wahrscheinlich heute bankrott. Dafür hatte ich viel Zeit, um den warmen Ofen zu genießen und mit den Söhnen des Müllers zu spielen.

Coach: In Ordnung. Sie haben eingangs davon gesprochen, dass im Moment alles auf den Kopf gestellt ist. Inwiefern hat sich Ihr Leben verändert?

Kater: Ja, das ist der Punkt. Der Müller ist gestorben, er war sehr lange krank.

Coach: Es tut mir sehr leid, dass Sie Ihren Chef und Freund verloren haben.

Kater: Danke, es war eine harte Zeit ... Aber, und ich kann es immer noch nicht fassen, das Schlimmste ist, dass der Müller seinen jüngsten Sohn sehr enttäuscht hat!

Coach: Hat sich aus dieser Enttäuschung Ihr Plan entwickelt, über den Sie heute sprechen möchten?

Kater: Genau. Der Müller hat seinem jüngsten Sohn nur mich vererbt. Die zwei älteren Brüder haben die Mühle und den Esel erhalten, mit denen sie ihren Lebensunterhalt bestreiten können. Wissen Sie, wie traurig er mich angeschaut hat? Es bliebe ihm dann wohl nur der Hungertod, hat er gesagt, und er könne maximal ein Paar

Pelzhandschuhe aus mir machen. Ich meine, ich bin ein gewöhnlicher Kater. Wie hätte ich da mit einer Mühle und einem Esel mithalten sollen?

Coach: Was glauben Sie, Herr Kater, hat den Müller dazu bewogen, sein Erbe auf diese Weise zu verteilen?

Kater: Tja, wer weiß das schon? Der Müller war ein gerechter Mann und hat alle Söhne sehr geliebt.

Coach: Sie denken, er wünschte auch seinem jüngsten Sohn beruflichen Erfolg?

Kater: Das auf jeden Fall! Und ich will ihm dabei helfen. Nein, ich *muss* das einfach schaffen! Mein Plan ist schwierig, fast unmöglich. Ich wage kaum, ihn auszusprechen. Vielleicht lachen Sie mich aus ...

Coach: Sie machen es sehr spannend. Angenommen, Sie legen sich heute Nacht schlafen und während Sie schlafen, geschieht ein Wunder. Eine gute Fee sorgt dafür, dass Ihr Plan geglückt ist. Da Sie schlafen, haben Sie nichts davon bemerkt. Wenn Sie morgens aufwachen, woran würden Sie erkennen, dass das Wunder geschehen ist?

Kater: Das ist einfach. Ich wache in einem großen Himmelbett im königlichen Palast auf.

Coach: Was geschieht noch?

Kater: Ich kleide mich ein, feinster Zwirn, Manschettenknöpfe. Ich habe wichtige Termine, doch zuvor speise ich mit dem König und der Königin. Ein üppiges Frühstück erwartet uns. Der König und ich scherzen darüber, dass es früher im Hause des Müllers nur Hafergrütze gab.

Coach: Sie haben also den Plan gefasst, den Sohn des Müllers zum König zu machen und sein persönlicher Berater zu werden?

Kater: Genau genommen sein Minister, aber ja – das ist meine Zielvorstellung. Ist das albern?

Coach: Ein sehr ambitioniertes Ziel. Was befürchten Sie, woran Ihr Plan scheitern könnte?

Kater: Unterwegs könnte mich der Mut verlassen.

Coach: Die Frage ist jetzt vielleicht etwas provokant, aber hat Sie bereits einmal der Mut im Leben verlassen?

Kater: Nein, eigentlich nicht.

Coach: Den Eindruck habe ich auch. Sie haben in jeder herausfordernden Lebensphase eine Lösung entwickelt und sich sowohl privat als auch beruflich fortwährend weiterentwickelt. Ich traue Ihnen zu, Ihre ehrgeizigen Ziele zu erreichen. Wie würde der Müller die Situation beurteilen? Was denken Sie?

Kater: Ich höre ihn murmeln: Verrückt, aber genial!

Coach: Ich gratuliere Ihnen. Ihr Hauptziel haben Sie präzise formuliert. Manchmal ist es hilfreich, das Gesamtziel in Häppchen aufzuteilen, also kleine Teilziele zu definieren. Welche nächsten Handlungsschritte haben Sie vielleicht schon anvisiert?

Kater: Sie glauben wirklich, dass ich das schaffen kann? Sie wissen ja gar nicht, wie erleichtert ich bin! Tatsächlich ist meine Planung schon etwas konkreter. Ich habe das auf diesem Zettel einmal grob zusammengefasst. Sehen Sie, dort über der gemalten Krone steht „Spiel um den Thron“. Darunter eine Liste, was nun alles zu tun ist.

Coach: *(liest halblaut vor)* Kapitalvolumen aktuell: schwach ausgeprägt. Geldakquise zunächst nicht nützlich, evtl. Stiefel für mich anschaffen. Dringend erforderlich: Adelstitel für Müllersohn! 1. Ziel: Statuserhöhung. Graf von Carabas: Bekanntheitsgrad? 2. Ziel: Geschenke an König im Namen des Grafen. Kaninchen und Rebhühner. 3. Ziel: Treffen arrangieren (König + Prinzessin) Wie??? Noch konkretisieren ...

Kater: Was halten Sie davon?

Coach: Das klingt nach einer vielversprechenden Strategie. Eine sehr gute Grundlage für einen Handlungsplan.

Kater: Vielen Dank.

Coach: Wo stehen Sie nun im Hinblick auf Ihre Ziele?

Kater: Hm ...! Ich fühle mich eigentlich ganz optimistisch.

Coach: Das freut mich sehr. Wie haben Sie unser Gespräch empfunden? Auf einer Skala von 1 bis 10, wobei 1 bedeutet, dass das Coaching so gut wie nicht hilfreich gewesen ist und 10, dass es für Sie maximal hilfreich war, wo positionieren Sie sich aktuell auf dieser Skala?

Kater: Ich denke ... eine 8. Ich habe jetzt die Gewissheit, dass meine Idee nicht völlig abwegig ist. Mit einem Profi darüber zu sprechen, hat mir sehr geholfen. Ich werde gleich loslegen.

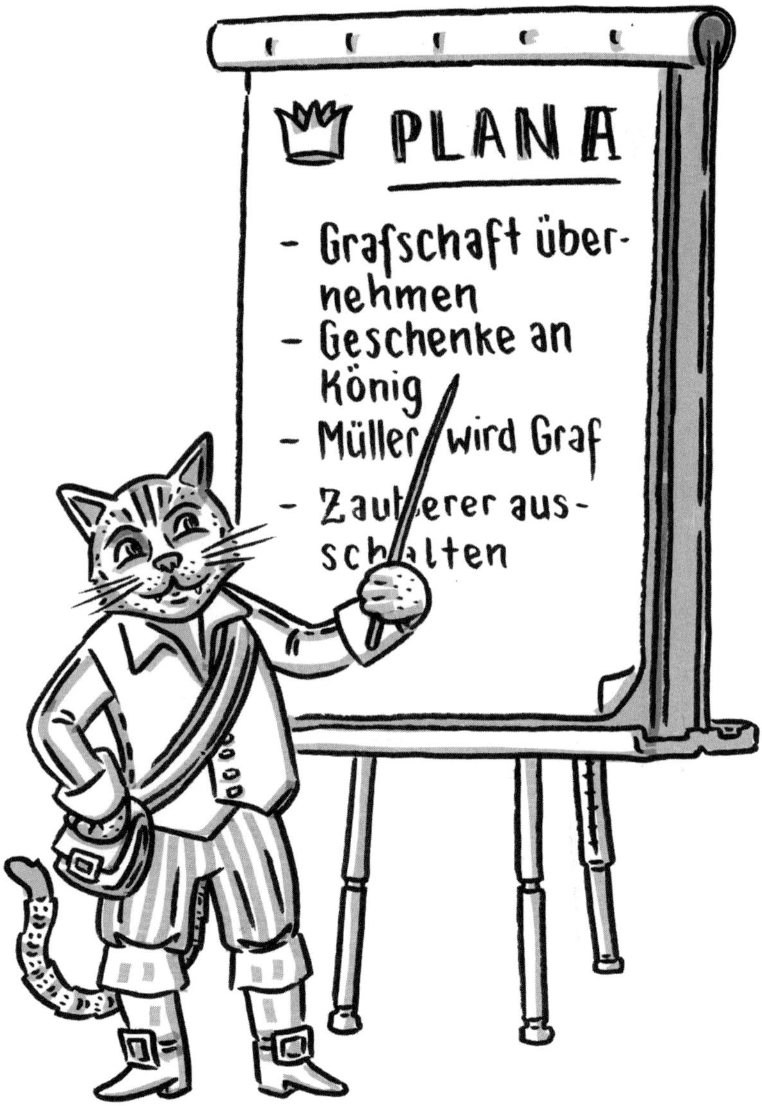
PLAN A
- Grafschaft über-
nehmen
- Geschenke an
König
- Müller wird Graf
- Zauberer aus-
schalten

Coach: Ich wünsche Ihnen alles Gute und viel Erfolg. Sollten Sie noch Unterstützungsbedarf haben, können Sie sich gerne wieder melden.

Kater: Das ist gut zu wissen. Danke.

Coach: Auf Wiedersehen.

Kater: Auf Wiedersehen.

Mandy Gericke

6. Spiel ohne Sieger – Eine folgenreiche List

Waldinstitut für Lebensberatung

Berater: Guten Tag, Frau Igel. Mein Name ist Engelbert Fuchs. Bitte nehmen Sie doch Platz. Ich hoffe, Sie haben gut hergefunden?

Frau Igel: Ja, danke. Mein Mann und ich waren vor einiger Zeit schon einmal hier, daher kenne ich den Weg noch gut. Wir hatten Probleme. Allerdings waren wir damals zum Gespräch bei Frau Eule.

Herr Fuchs: Ah ja, ich verstehe. Und ich hoffe und vermute, dass die Beratung bei meiner Kollegin damals hilfreich für Sie war?

Frau Igel: Ja, sie war wirklich verständnisvoll. Sie hat aber auch klare Worte gesprochen, wenn wir uns beim Streiten nur im Kreis drehten. Beides hat uns sehr geholfen. Ich hatte ehrlich gesagt gehofft, dass ich wieder ein Gespräch mit ihr haben könnte. Sie hat mich so gut verstanden, wissen Sie, so von Frau zu Frau.

Herr Fuchs: Ja, das Gefühl und den Wunsch kann ich gut nachvollziehen, zumal Sie mit der Kollegin eine gute Erfahrung gemacht haben. Sie ist gerade in Elternzeit und der nächste freie Termin war bei mir, weil Sie bei der Anmeldung darum baten, möglichst schnell einen Gesprächstermin zu bekommen. Auch ich höre Ihnen gerne aufmerksam zu, denn ich möchte verstehen, was Sie bewegt. Ich versichere Ihnen, ebenfalls nicht zu zögern und klare Worte zu finden, wenn das schon einmal hilfreich war. Das dürfen Sie schon von meiner Fuchslogik erwarten. Das ist mein Angebot, wenn Sie sich eine Zusammenarbeit mit mir vorstellen können. Für Ihre berechtigten Bedenken habe ich größtes Verständnis.

Frau Igel: Hmm, das klingt beruhigend. Wissen Sie, Männer sind manchmal einfach nicht so sensibel *(lacht leicht unsicher)*.

Herr Fuchs: *(lächelt)* Ich weiß. Ich habe meinen sensiblen Teil auch erst richtig in meiner Weiterbildung kennen und schätzen gelernt. Logik und ein scharfer Verstand waren mir instinktiv zunächst vertrauter. Das feine Gespür, das die Natur den Füchsen ebenso mitgegeben hat, musste ich noch nutzen lernen.

Frau Igel: Das klingt einleuchtend, niemand ist perfekt. Nun bin ich schon hier. Also gut!

Herr Fuchs: In der Tat. Sollte unser Gespräch eine Richtung nehmen, die Ihnen nicht hilfreich erscheint, lassen Sie es mich bitte wissen, damit wir darüber sprechen können. Darf ich nach Ihrem Anliegen fragen, was ist Ihr Ziel für den heutigen Besuch?

Frau Igel: Mein Ziel? Oh, das weiß ich nicht. Mir geht es sehr schlecht. Ich musste einfach herkommen und mit jemandem sprechen. Mit meinem Mann ist das nicht gut möglich.

Herr Fuchs: Kann es sein, dass es ein Beziehungsthema ist, das Sie belastet? Oder ist es etwas, das eher Sie selbst betrifft?

Frau Igel: Ich weiß nicht recht, eigentlich hat es mit uns beiden zu tun, aber mit ihm kann ich nicht darüber sprechen. Er versteht es einfach nicht oder er will es nicht verstehen.

Herr Fuchs: Worüber würden Sie gern heute sprechen? Ihr Mann ist nicht hier *(Pause)*. Ich spüre, dass etwas Sie schwer belastet.

Frau Igel: Ich habe solche Schuldgefühle, ich, ich ... *(weint)*

Herr Fuchs: Sie fühlen sich schuldig für etwas?

Frau Igel: Ja. Ich habe jemanden umgebracht. Aber es war nicht meine Absicht, verstehen Sie?

Herr Fuchs: Ehrlich gesagt, ich verstehe es noch nicht, doch es klingt schlimm und ich sehe, wie aufgewühlt Sie sind. Möchten Sie mir helfen besser zu verstehen, was geschehen ist?

Frau Igel: Ja. *(schaut suchend im Raum umher)* Also, ich weiß gar nicht, wo ich anfangen soll ... Er ist tot, und ach, hätte ich doch nur auf mein Gefühl gehört!

Herr Fuchs: Jemand ist gestorben und Sie nehmen also an, dass dies nicht geschehen wäre, hätten Sie Ihrem Gefühl mehr vertraut?

Frau Igel: Ja, hätte ich doch nur früher reagiert, aber ...

Herr Fuchs: Vielleicht kommen wir im Laufe unseres Gespräches noch einmal auf diesen Gedanken zurück. Er scheint Sie sehr zu quälen. Können Sie mir genauer erzählen, wer gestorben ist und was zuvor geschah?

Frau Igel: *(seufzt)* Ich will es versuchen. Alles begann mit einer Wette. An einem Sonntag vor etwa vier Wochen kam mein Mann vom Spazierengehen zurück. Er hatte, wie er das öfter tat, nach unseren Steckrüben gesehen. Dort war er dem Hasen begegnet und mit ihm in Streit geraten. Ein Wort gab das andere und es endete mit abfälligen Bemerkungen über die krummen, kurzen Beine meines Mannes – etwas, das er überhaupt nicht leiden kann! Er ist halt Igel. Dieser Hase ist bekannt und berüchtigt für seine herablassende, selbstgefällige Art. So hat alles angefangen. Was daraus geworden ist ... ich kann es kaum fassen *(weint)*.

Herr Fuchs: Ihr Mann fühlte sich offenbar beleidigt und angegriffen von diesem Hasen. Sie sprachen von einer Wette. Wissen Sie denn, wer sie vorschlug und worum es ging?

Frau Igel: Mein Mann hatte die Idee. Wissen Sie, er ist schnell gekränkt. Das war auch damals schon Thema in unserer Paarberatung. Dort haben wir endlich einmal darüber sprechen können, dass er in Wirklichkeit nicht eitel und hochmütig, sondern oft nur unsicher und außerdem unzufrieden mit seinem Körper ist. Seit dieser Zeit kann ich damit viel besser umgehen. Es gab danach auch weniger Streit. Er hatte endlich bemerkt, dass er mir nicht immer den Helden vorspielen muss.

Herr Fuchs: Gut! Das hat offenbar etwas verändert zwischen Ihnen beiden. Was geschah weiter an diesem Morgen? Eine Wette zwischen Männern bedeutet nicht unbedingt, dass daraus ein Schaden entsteht ...

Frau Igel: Nun ja, das glaubte oder hoffte ich auch, im Nachhinein besehen. Mein Mann forderte den Hasen zu einem Wettlauf heraus. Der Einsatz waren ein goldener Louisdor und ein Fässchen Branntwein. Als ich davon erfuhr, wollte ich ihm die Sache gründlich ausreden. Wie kann denn ein Igel einen Wettlauf gegen einen flinken Hasen gewinnen???

Herr Fuchs: Meinen Sie damit, dass Sie Ihren Mann vor einer weiteren Demütigung schützen wollten?

Frau Igel: *(denkt nach)* Wenn Sie es so sagen, ja schon. Ich wollte ihn auch nicht allein lassen.

Herr Fuchs: Hätte Ihr Mann das in der Situation bemerken können?

Frau Igel: *(denkt länger nach)* Ich habe eigentlich nur geschimpft, dass er nicht recht gescheit sei. Er sagte nur, dass er einen Plan habe, er mich dabei bräuchte und ich deshalb mitkommen solle. Wissen Sie, wenn sich mein Mann einmal etwas in den Kopf gesetzt hat, kann er sehr bestimmend sein.

Herr Fuchs: Vielleicht auch eine gute Eigenschaft ...?

Frau Igel: Im Grunde schon. Ich hätte aber nicht mitgehen dürfen, dann wäre das alles nie passiert! Normalerweise kann ich mich auch durchsetzen, wenn es wichtig ist!

Herr Fuchs: Wow! Gut, dass Sie das von sich wissen. Doch trotz Ihrer Einwände hat Ihr Mann Sie überzeugt. Wie ist ihm das gelungen?

Frau Igel: Na ja. Unterwegs erzählte er mir, der hochnäsige Hase verdiene einen Denkzettel und er wolle den Kerl nur erschrecken. Ich konnte den Hasen auch nicht gut leiden. Ich kenne niemanden, der ihn wirklich mochte. Der eine Teil des Plans war: der Hase sollte auf dem Feld in einer Furche zwischen mir und meinem Mann hin- und herlaufen. Jedes Mal, wenn der Hase am Ziel ankommen würde, sollte ich rufen „bin schon da!" und dann ein kleines Stück in die andere Richtung mitlaufen. Mein Mann wollte es ebenso tun.

Herr Fuchs: Oh, ich verstehe. Eine List, um den Hasen zu täuschen und ihn in Bewegung zu halten. Sie sprachen von einem Teil des Plans, und ...?

Frau Igel: Ja genau, das haben Sie gut erkannt. Noch etwas gehörte dazu: Mein Mann wusste, dass der Jäger sonntags um diese Zeit immer über die Felder geht und auf alles schießt, was sich bewegt.

Herr Fuchs: Das klingt nun ernster und gefährlicher als nur eine List beim angeblichen Wettlauf ...

Frau Igel: Wir wissen, dass der Jäger schlecht sieht und immer danebenschießt, sonst hätte ich mich doch niemals darauf eingelassen!

Herr Fuchs: Das ehrt Sie. Es hätte gegen Ihre Werte verstoßen, nicht wahr? Ihr Mann konnte Sie also überzeugen, weil der Hase nur erschreckt werden sollte und Sie die Situation als ungefährlich eingeschätzt haben?

Frau Igel: Ja, so kann man das sagen. Alles andere hätte doch an vorsätzlichen Mord gegrenzt, oder?

Herr Fuchs: Ja. Da stimme ich Ihnen zu, wenn das Ihre Frage war.
Obwohl es keinen Mordplan gab, fühlen Sie sich dennoch schuldig. Wie kommt das? Was ist geschehen?

Frau Igel: Der Wettlauf begann und der Hase bemerkte nicht, dass er einer List aufgesessen war. Er rannte und rannte – viele, viele Male hin und her ...

Herr Fuchs: Und der Jäger?

Frau Igel: Er kam nicht an diesem Morgen.

Herr Fuchs: Oh. Aha. Was wäre denn passiert, wenn der Jäger gekommen wäre?

Frau Igel: Nun, ich denke, er hätte geschossen, vielleicht sogar mehrmals, und den Hasen mächtig erschreckt!

Herr Fuchs: Damit wäre der Wettlauf vermutlich beendet gewesen. Sehe ich das richtig?

Frau Igel: Ja genau, so hatten wir es uns gedacht. Der Hase wäre wahrscheinlich weggerannt und mein Mann zwar nicht als Sieger, aber mit Genugtuung aus der Wette hervorgegangen.

Herr Fuchs: Ich verstehe. Der listige Plan Ihres Mannes wäre aufgegangen und eine Niederlage ihm erspart geblieben. Was ist weiter passiert?

Frau Igel: Ich hatte die ganze Zeit auf Schüsse des Jägers gewartet, doch es passierte nichts, einfach nichts! Mit meinem Mann konnte ich nicht sprechen, er war ja zu weit weg. Der Hase rannte und rannte immer wieder hin und her. *(stockt)* Und irgendwann kam er nicht mehr bei mir an ...

Herr Fuchs: Ich vermute, Sie wollten vorher nicht einfach aufgeben. Hätten Sie den Wettlauf vorzeitig beendet, hätte Ihr Mann Sie möglicherweise dafür verantwortlich gemacht?

Frau Igel: Ja, bestimmt sogar. Er hätte niemals zuerst aufgegeben! Das wird mir gerade noch einmal klar. Dafür war er zu beleidigt, zu besessen von der Idee, den Hasen zu überlisten. Ich war ganz verwirrt. Scheinbar nahm es kein Ende und ich wusste nicht, was ich tun sollte. Hätte ich den Wettlauf beendet, hätte der Hase die Täuschung bemerkt und wäre der Sieger gewesen.

Herr Fuchs: Das erscheint logisch, bedenkt man die Umstände dieser Wette.

Frau Igel: *(unter Tränen)* Ich hätte es aber tun müssen, denn was dann geschah, war das Schlimmste, was ich jemals erlebt habe! Ich ging ungefähr den halben Weg zurück. Dort lag der Hase reglos auf dem Feld, die Augen weit aufgerissen. Blut, viel Blut floss aus seinem Maul *(schluchzt laut auf)*. Mir wurde schlagartig klar, er hatte sich zu Tode gerannt! Eine andere Erklärung gab es nicht.

Herr Fuchs: Das muss schlimm für Sie gewesen sein. Ein großer Schock.

Frau Igel: Ich habe das nicht gewollt, ich habe das alles nicht gewollt! *(weint bitterlich)*

Herr Fuchs: *(reicht Taschentücher)* Das glaube ich Ihnen. *(schweigt eine Weile)* Wie hat denn Ihr Mann auf den Tod des Hasen reagiert?

Frau Igel: Er war kreidebleich und starrte auf den Hasen. In seinem Gesicht konnte ich lesen, dass er schockiert war. Dann aber nahm er unvermittelt das Branntweinfässchen und den Louisdor, sagte „selber schuld, du arroganter Fatzke!" und wollte schnell nach Hause gehen.

Herr Fuchs: Und was haben Sie daraufhin getan?

Frau Igel: Ich fand es erschreckend kaltblütig, habe aber kein Wort gesagt und bin einfach mitgegangen. Ich stand unter Schock.

Herr Fuchs: Was hätten Sie in der Situation denn gern gesagt, wenn Sie dazu in der Lage gewesen wären?

Frau Igel: Am liebsten hätte ich meinen Mann angeschrien und gesagt: „Da siehst du nun, was du angerichtet hast, Herr Superschlau! Du mit deiner dämlichen Wette und der fixen Idee, in die du mich hineingezogen hast!!!"

Herr Fuchs: Hmm, ja. Konnten Sie denn in der Zeit danach mit Ihrem Mann darüber reden?

Frau Igel: Ich habe es versucht, mehr als einmal. Doch er kann oder will nicht verstehen, wie es mir geht. Wann immer ich das Thema anspreche, sagt er, der arrogante und dumme Hase sei schuld gewesen. Er hätte ja nicht auf die Wette eingehen müssen oder aufgeben können, als seine Kräfte nachließen und so weiter ...

Herr Fuchs: Wie erklären Sie sich diese Reaktion Ihres Mannes? Ich meine, er hat im Grunde die Sache ähnlich erlebt wie Sie. Und auch der Hase spielt eine Rolle in dem, was geschehen ist.

Frau Igel: Das stimmt schon. Komisch, so habe ich das noch nicht betrachtet. Nur verstehe ich es nicht und das Verhalten meines Mannes schon gar nicht.

Herr Fuchs: Wie geht es Ihnen im Moment? Bewirkt der andere Blickwinkel eine Veränderung?

Frau Igel: *(weint)* Ja – Nein. Ich hätte es verhindern können. Ich hätte es verhindern müssen! Jetzt ist er tot. Wie soll ich damit nur weiterleben?

Herr Fuchs: Das ist eine berechtigte Frage. Ich hingegen frage mich auch, inwiefern es Ihnen hilft, die ganze Verantwortung für das, was geschehen ist, allein zu übernehmen?

Frau Igel: Wie meinen Sie das? Ich bin es doch, die bis zum Ende ihrer Tage damit leben muss, dass ich Schuld auf mich geladen habe!

Herr Fuchs: Es kann nicht ungeschehen gemacht werden, das ist richtig. Doch hatte ich beim Zuhören ein anderes Bild der Geschichte vor Augen. Eine Geschichte, in der drei Tiere eine Rolle spielen, nicht nur Sie allein. Diese Geschichte hat sich anders entwickelt als erwartet. Keines der Tiere konnte aus unterschiedlichen Gründen den Ausgang verändern. Sie alle waren in dieser Handlung und zudem in ihren eigenen Ideen und Befürchtungen gefangen. Niemand konnte ohne Gesichtsverlust oder das Gefühl versagt zu haben, seine Rolle verlassen, auch wenn es theoretisch möglich gewesen wäre. Nun frage ich mich, was *Ihnen* helfen könnte, mit Ihren Schuldgefühlen anders umzugehen. Was braucht es, damit Sie Erleichterung verspüren und Ihnen das Leben nicht so schwerfällt? Denn Ihr Mann ist heute nicht hier und kann zu einer Veränderung im Moment nichts beitragen.

Frau Igel: Puh! Was ich brauche? Ich weiß nicht recht. Das war ziemlich viel. Ein paar Dinge, die Sie gesagt haben, machen mich jetzt nachdenklich. Die Art, wie Sie die Geschichte erzählen, klingt so anders ...

Herr Fuchs: Manchmal bin ich etwas schnell, da geht die Fuchsnatur mit mir durch. Helfen Sie mir bitte ein wenig. Was genau hat sich für Sie jetzt verändert? Was ist in Bewegung geraten?

Frau Igel: Ich habe eben bemerkt, dass ich unglaublich wütend auf meinen Mann bin. Er hat mich dort mit hineingezogen und jetzt versteht er nicht, wie es mir damit geht. Dass auch der Hase eine Mitschuld trägt, weil er nicht aufgeben wollte oder konnte, war mir bis jetzt nicht ganz klar, obwohl mein Mann das ja ständig sagt ...

Herr Fuchs: Wer weiß? Es klingt nun so, als wäre der Hase nicht das alleinige Opfer, obwohl er sein Leben gelassen hat. Auch er hatte seinen Anteil am Verlauf, ebenso wie Ihr Mann und Sie. Um offen und ganz klar zu sein: Mir fällt es gerade schwer, eindeutig auszumachen, wer Täter und wer Opfer bei diesem Ereignis ist. Auch die Frage, wer wofür die Schuld trägt, oder gar die alleinige, ist nicht so eindeutig zu beantworten, wie mir scheint.

Frau Igel: Hmm ...

Herr Fuchs: Angenommen, Sie hätten zu Beginn unseres Gespräches der Geschichte einen Titel gegeben. Fällt Ihnen dazu eine passende Überschrift oder ein Satz ein?

Frau Igel: *(überlegt lange)* Hmm. „Beihilfe zum Mord" vielleicht?

Herr Fuchs: War es denn wirklich ein Mord? In dieser Überschrift kommen nur Sie selbst vor – oder auch Ihr Mann?

Frau Igel: Das ist eine schwierige Frage. Ich selbst komme natürlich vor mit meinen Schuldgefühlen ... Aber eigentlich müsste auch mein Mann gemeint sein. Es war *seine* Wette und *sein* Plan. Und, wenn ich es genau überlege, müsste auch der Hase darin vorkommen.

Herr Fuchs: Mit dieser Erkenntnis formuliert, wie würde die Überschrift jetzt lauten?

Frau Igel: Das ist wirklich eine schwere Frage. Ich weiß es nicht, doch „Beihilfe zum Mord" passt darauf nicht. Soviel kann ich jetzt sagen, mehr nicht.

Herr Fuchs: Das ist In Ordnung. Bedeutet es, dass Sie die Ereignisse jetzt etwas anders bewerten? Nehme ich das richtig wahr?

Frau Igel: *(denkt nach)* Ja, irgendwie schon. Aber was folgt daraus? Ich bin verwirrt!

Herr Fuchs: Verwirrung ist ein erstes Anzeichen für Bewegung und Veränderung. Ich bin froh, dass Sie sich darauf einlassen, die Situation aus einer anderen Perspektive zu betrachten. Wäre es denn leichter für Sie, wenn auch Ihr Mann seinen Teil der Verantwortung übernähme? Sie haben vielleicht bemerkt, dass ich nicht von Schuld spreche, sondern von Verantwortung.

Frau Igel: Ja, das trifft es immer noch. Es ist schlimm, doch es macht es etwas leichter und weniger aussichtslos ...

Herr Fuchs: Darf ich es einmal anders nennen: „Gemeinsam die Verantwortung übernehmen für einen tragischen Unglücksfall." Können Sie sich vorstellen, in diese Richtung weiter zu denken?

Frau Igel: Es fühlt sich zumindest anders an, als ganz allein die Schuld zu haben *(setzt sich aufrechter hin)*.

Herr Fuchs: Gut! Ich möchte gern noch einmal auf den Anfang unseres Gesprächs zurückkommen. Sie sagten, dass Sie es hätten verhindern können, wären Sie nur mehr Ihrem Gefühl gefolgt. Denken Sie dabei an eine bestimmte Situation?

Frau Igel: Also, das muss ich zuerst einmal sacken lassen ...

Herr Fuchs: Genau das meinte ich. Ihre Fähigkeit, einem Gefühl nachzugehen. Nehmen Sie sich dafür ruhig die Zeit, die Sie brauchen, um es zu spüren.

Frau Igel: Jetzt wird es mir langsam klarer ... Das ungute Gefühl begann, nachdem mein Mann mir von dieser unsinnigen Wette und seinem Plan erzählt hatte.

Herr Fuchs: Wie ich erinnere, haben Sie zunächst auf Ihr ungutes Gefühl gehört und versucht, ihm diesen Plan auszureden. Als der Plan dann eher harmlos klang, rückte es in den Hintergrund und das Gefühl, ihn unterstützen zu wollen, trat in den Vordergrund? Könnte es so gewesen sein?

Frau Igel: Ja, genau so war es. Dann haben sich die Ereignisse überschlagen. Ich war wie betäubt und in einem Film gefangen. Ich wusste nicht mehr, was ich denken, fühlen oder tun sollte. Es ging alles so schnell. Erst beim Anblick des toten Hasen wusste und fühlte ich, dass ich Teil einer schrecklichen Geschichte geworden war. Dann kam das Schuldgefühl mit großer Macht.

Herr Fuchs: Sie nehmen das sensibel und differenziert wahr. Das ist eine Gabe. Können Sie die momentane Intensität Ihres Schuldgefühls beschreiben?

Frau Igel: Es ist immer noch da, aber ich spüre jetzt, dass es nicht mehr allein meine Verantwortung ist. Ich möchte auch nicht allein damit klarkommen müssen.

Herr Fuchs: Den ersten Schritt, hierher zu kommen und mir Ihr Erlebnis anzuvertrauen, haben Sie erfolgreich getan. Von nun an tragen Sie diese Last nicht mehr allein. Gibt es etwas, das Ihnen außerdem hilfreich sein könnte?

Frau Igel: Ich möchte, dass mein Mann mir beisteht, anstatt so hart und unsensibel zu reagieren, wenn ich ihm sage, wie es mir geht.

Herr Fuchs: Können Sie sich einen Grund vorstellen, warum Ihr Mann das Gespräch nahezu verweigert und die Verantwortung so von sich weist? Nehmen wir einmal an, dass auch er Gefühle zu den vergangenen Ereignissen hat ...

Frau Igel: Meinen Sie damit, dass er seine Gefühle nicht zeigen will?

Herr Fuchs: Ich bin mir nicht sicher. Sie kennen ihn am besten. Wäre es nicht möglich, dass auch er Schuldgefühle in sich trägt, über die er aber nicht reden kann oder möchte?

Frau Igel: Ach so, ich verstehe. Das ist kompliziert. Das müsste er doch eigentlich in der Paartherapie gelernt haben! Da ging es oft um Gefühle und das Sprechen darüber. Dabei habe ich auch eine andere Seite von ihm kennen gelernt. Sonst hätte ich mich damals von ihm getrennt.

Herr Fuchs: Sie trauen ihm mittlerweile auch einiges zu. Höre ich das richtig heraus?

Frau Igel: Wenn Sie das jetzt so sagen, klingt es komisch. Eben habe ich noch gesagt, wie wütend ich auf ihn bin, aber so kann es zu Hause nicht weitergehen ...

Herr Fuchs: Ich denke einmal laut über ein mögliches Ziel nach: Können Sie sich vorstellen, gemeinsam mit Ihrem Mann über Verantwortung zu sprechen? Das Thema könnte etwa heißen: wie können wir als Paar lernen, mit diesem Unglücksfall weiterzuleben? Es ist unbestritten, dass ein solches Ereignis für ein Paar eine existenzielle Krise bedeuten kann. Diese Krise gemeinsam und konstruktiv zu überwinden, könnte im besten Fall Ihre Verbundenheit auf eine neue Weise stärken. Außerdem verarbeitet jedes Tier die Dinge im Leben auf unterschiedliche Art. Was meinen Sie?

Frau Igel: Ich verstehe. Ja, das hatten wir schon einmal. *(zögerlich)* Wenn ich nur wüsste, wie ich ihn wieder zu Paargesprächen bewegen könnte?

Herr Fuchs: Nun, Sie haben es schon einmal geschafft und ich vermute, Sie können sich noch daran erinnern, wie es Ihnen damals gelungen ist und was Sie umgekehrt tun müssten, damit er auf keinen Fall mitkäme!

Frau Igel: *(lächelt zum ersten Mal)* Ja, das weiß ich genau.

Herr Fuchs: Auch wenn Ihre Verbindung zurzeit nicht so innig ist wie zuvor, möchte ich Ihnen am Ende unseres Gespräches Mut machen, das zu tun, was schon einmal hilfreich war. Vertrauen Sie getrost auch dieses Mal Ihrem Gefühl bei der Frage, wie Sie in Zukunft mit Ihrem Mann leben möchten. Eine meiner ersten Fragen heute lautete: Was ist Ihr Ziel? Zu Beginn sagten Sie, dass dies für Sie noch unklar sei und dass es Ihnen schlecht gehe.

Frau Igel: Ja. Habe ich das so gesagt?

Herr Fuchs: *(nickt)*

Frau Igel: Und was kann ich jetzt tun?

Herr Fuchs: Hat sich etwas geändert? Können Sie nun ein Ziel für sich erkennen? Vielleicht haben Sie auch eine Idee für einen ersten machbaren Schritt, den Sie selbst in der nächsten Zeit tun könnten?

Frau Igel: *(überlegt, wippt mit den Füßen)* Ich bin froh, dass ich alles einmal loswerden konnte. Es hat sich ein bisschen verändert und ja, ich werde morgen Abend mit meinem Mann sprechen. Ich werde ihm sagen, wie wichtig es mir ist, dass wir diese schwere Zeit gemeinsam irgendwie hinbekommen. Wenn es sein muss, und das spüre ich nun ganz eindeutig, noch ein weiteres Mal mit Unterstützung von außen. Ich will und muss es nicht allein tragen, das ist mir heute klargeworden, ja!

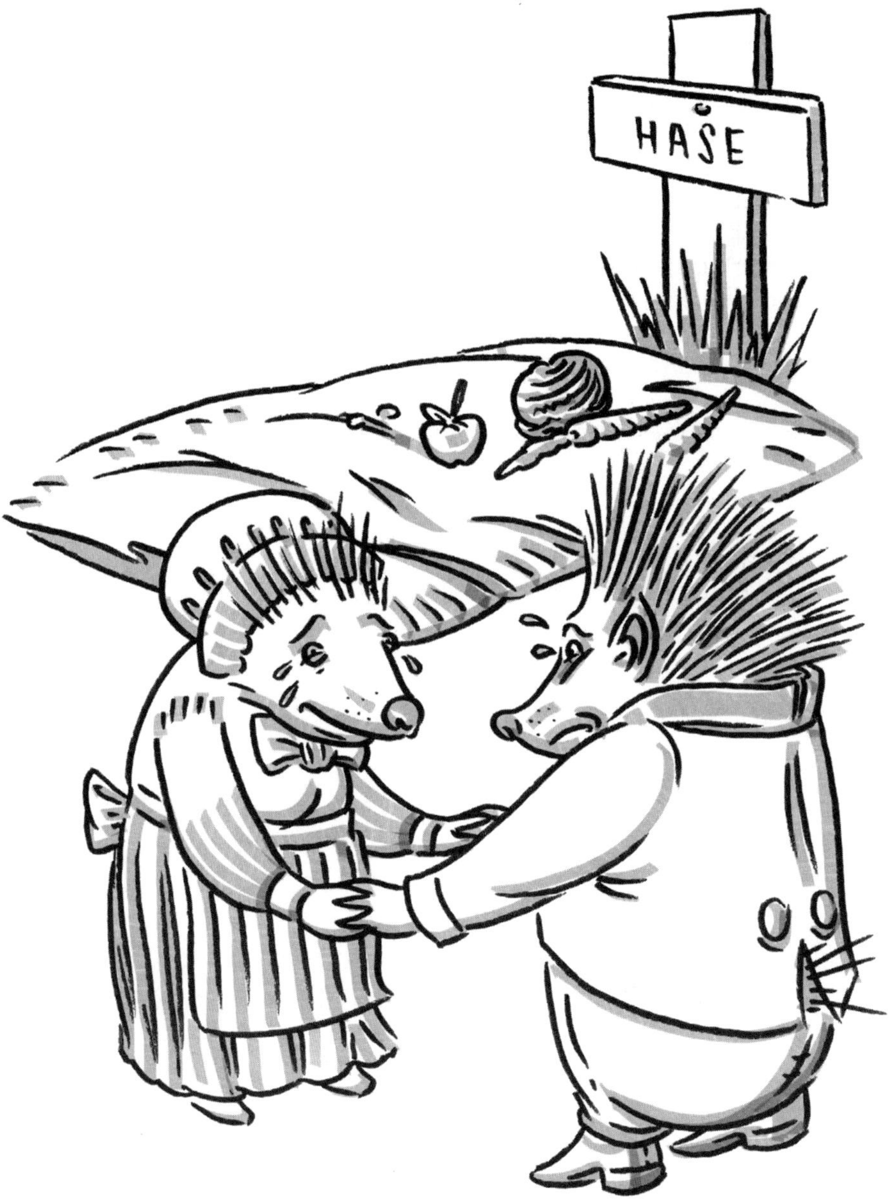
HASE

Herr Fuchs: Das klingt nach einem Plan, und einem nächsten Schritt, den Sie für sich gehen möchten. Dazu möchte ich Ihnen gratulieren und Ihnen Mut machen. Ich bedanke mich sehr für Ihr Vertrauen, und noch einmal für Ihre Bereitschaft, sich auf dieses Gespräch mit mir einzulassen. Einen nächsten Termin können wir gerne telefonisch vereinbaren. Ich möchte es bewusst offenlassen: ein Gespräch gemeinsam mit Ihrem Mann oder sollte die Zeit dafür noch nicht reif sein, vereinbaren wir gern auch einen weiteren Einzeltermin. Wäre das in Ordnung für Sie?

Frau Igel: Ja, danke.

Herr Fuchs: Gibt es noch etwas, das Ihnen heute hier wichtig ist?

Frau Igel: Ich fühle mich etwas besser und ziemlich müde jetzt. Ich glaube, das war genug für heute.

Herr Fuchs: Oh ja. Manchmal beginnen Veränderungen mit scheinbar kleinen Schritten. Und gleichzeitig kann es mitunter harte Arbeit sein. Das Gehirn übrigens benötigt für das Denken und Fühlen eine Menge Energie. So haben es jedenfalls die Menschen erforscht. Warum sollte dies bei uns Tieren wohl anders sein?

Frau Igel: Ich spüre da wirklich keinen Unterschied *(lacht)*.

Herr Fuchs: In diesem Sinne: Auf Wiedersehen, Frau Igel.

Frau Igel: Auf Wiedersehen!

Thorsten Wege

7. Wetterphänomene – Ein Personalgespräch in der Probezeit

Wir befinden uns in der Küche eines kleinen Häuschens.

Frau Holle: Liebes Kind, wir müssen heute miteinander reden. Setz dich bitte zu mir an den Tisch. Gut so. *(spricht ernst und wohlwollend)* Drei Tage bist du nun schon hier. Ich habe dir mit Absicht etwas Zeit gelassen. Am ersten Tag hast du die Arbeit bei mir gut verrichtet. Schon am zweiten Tag hast du dich unzuverlässig verhalten und heute wolltest du nicht einmal aufstehen. Und, o weh, was besonders schlimm ist – du hast die Betten nicht tüchtig gemacht, sodass die Federn auffliegen, auf dass es in der Welt schneit. Was sollen bloß die Menschen denken? Auf das Wetter ist in meinem Unternehmen Verlass. Und dies soll auch so bleiben. Einmal, zweimal, ist sicher zu verschmerzen, aber wie soll das weitergehen? Hast du irgendwelche Ideen dazu?

Marie: Wie soll ich denn das wissen, ich bin ganz neu hier ...

Frau Holle: Marie, das weiß ich ja. Du bist hergekommen, und wenn man es genau nimmt, bin ich jetzt deine Arbeitgeberin. An diesem Arbeitsplatz bist du als meine Assistentin für das Wetter in der Menschenwelt mitverantwortlich, vor allem im Winter. Aber es ist auch eine globale und ganzjährige Aufgabe, denn Schnee wird auch auf der Südhalbkugel und in höheren Lagen auf der ganzen Welt gebraucht. Deshalb ist mein Kleinunternehmen auf kompetente Unterstützung angewiesen.

Marie: Das wusste ich nicht.

Frau Holle: Sind dir deine Aufgaben jetzt klarer?

Marie: Ja schon, aber das ist ja Arbeit ... *(stöhnt)*

Frau Holle: Das ist richtig, doch es gibt auch geregelte Pausen und Urlaubszeiten. Ich verlange nichts außerhalb der tariflichen Bedingungen.

Marie: Hm!

Frau Holle: Ich frage mich, wie kommt es überhaupt, dass du zu mir gekommen bist? Was möchtest du denn hier erreichen?

Marie: Na ja, meine Schwester, diese angepasste Kuh. Als sie wieder zurückkam, hat sie erzählt, dass sie bei dir gewesen war und dass sie belohnt wurde – mit Gold überschüttet! Das war kaum zu glauben, hätten wir es nicht gesehen. Wir, also meine Mutter und ich, waren so überrascht. Wir wussten ja gar nicht, wo sie gewesen war. In den Brunnen gesprungen, hat sie erzählt, irgendetwas von einer Spindel, die mit Blut beschmiert war. Meine Mutter war sauer auf sie gewesen, weil sie beim Spinnen nicht aufgepasst hatte. Das geschah ihr nur recht! Ich war ganz froh als sie weg war. Blöde Gans, und jetzt ist sie auch noch vergoldet ...

Frau Holle: Also, verstehe ich das richtig, deine Schwester war eine Weile weg als sie hier bei mir war, und du hattest deine Mutter dann ganz für dich allein?

Marie: Ja. Hm. Ja. Sie musste zwar immer die Arbeit tun, aber das war schon okay. Die blöde Schnepfe, total angepasst, null emanzipiert – nur schön. Eine richtige Tussi halt.

Frau Holle: Das kann ich verstehen. Bei so ungleichen Schwestern ist das Leben manchmal nicht angenehm.

Marie: Ich bin Mamas Liebling!!!

Frau Holle: Und die ungeliebte, aber fleißige und schöne Tochter ist zurückgekehrt. Ist das richtig in deiner Geschichte, wenn ich das so sage?

Marie: Ja, aber meine Mutter und ich haben immer zusammengehalten wie Pech und Schwefel ...

Frau Holle: Und dann deine Schwester – reich belohnt, mit Gold überschüttet. Das muss etwas verändert haben ...?

Marie: Das ist doch kaum zu glauben, oder? Die will sich doch nur einschleimen mit dem ganzen Gold!

Frau Holle: Welche Auswirkungen hatte das wohl auf dich und das Familienleben, was meinst du? Wie hat deine Mutter darauf reagiert?

Marie: Was sind denn das für komische Fragen? So etwas hat mich noch nie jemand gefragt, schon gar nicht meine Mutter.

Frau Holle: Ich habe dir gut zugehört. Eben hast du deine Schwester als schön, aber naiv beschrieben. Und du bist der Meinung, sie möchte sich nun mit Absicht einschleimen, sehe ich das richtig?

Marie: Jaa!

Frau Holle: Man könnte es auch anders betrachten: Sie hat getan, was sie gut kann. Ihr Fleiß ist eine ihrer Stärken und dafür hat sie den gerechten Lohn erhalten. Und sie hat gekündigt wegen Heimweh nach ihrer Familie, obwohl sie dort nicht wohlgelitten ist. Das habe ich bis heute nicht gewusst. Darüber hat sie nie ein Wort gesagt.

Marie: Also, ich weiß nicht – bis vor kurzem war alles wunderbar. Ich bin zwar nicht die Schönste, dafür hatte ich aber meine Ruhe und meine Mutter hat zu mir gehalten.

Frau Holle: Das mag sein. So hast du es wahrgenommen. Ich fasse einmal sachlich zusammen: Deine Mutter lebt in ihrer Welt. Sie hat zwei ungleiche Töchter und bevorzugt eine von beiden. Etwas hat das Leben verändert, als deine Schwester zurückkam.
Und nun bist du hier bei mir, weil du etwas möchtest, stimmt das?

Marie: Ja, schon irgendwie.

Frau Holle: Was ist denn dein Ziel, wenn du hier bist und für mich arbeiten willst, wenn es denn so wäre?

Marie: Ich will mich nicht so anstrengen müssen, das bin ich einfach nicht gewohnt!

Frau Holle: Und was möchtest du stattdessen?

Marie: Ich will ausschlafen. Das ist mir alles zu viel! Die Brote im Ofen und der Apfelbaum, damit fing es ja schon an, das musste ich noch nie tun ... Ich hab's ja versucht!

Frau Holle: Ich verstehe. Dass du einiges schon kannst, habe ich am ersten Tag gesehen. Und an jedem Arbeitsplatz kann man Dinge dazulernen. Die Arbeit war bisher anders verteilt in deinem Leben. Würdest du mir da zustimmen?

Marie: Ja natürlich. Und man hat doch nur ein Leben, oder?

Frau Holle: Ja, möglicherweise schon. Also, du bist in der Probezeit und ich möchte, dass du dich klar entscheiden kannst. Deshalb sage ich heute etwas zu den Konditionen und Rahmenbedingungen dieser Stelle. Auch ich bin in einer schwierigen Lage, denn deine Schwester hat außerordentlich gut gearbeitet und ich musste sie leider auf eigenen Wunsch gehen lassen. Wir haben zurzeit einen Fachkräftemangel und auch auf die alten Tugenden scheint mir nicht unbedingt mehr Verlass zu sein. Das Bewerbungsverfahren ist zufällig und selektiv, denn es fällt nicht jeden Tag eine Spindel in den Brunnen. Ich hatte auch noch nie männliche Kandidaten hier, fällt mir gerade ein ... Nun zurück zu meiner Frage: Was ist dein Ziel, wenn du hier bist?

Marie: Na ja, eigentlich hat meine Mutter mich geschickt.

Frau Holle: Ah. Wie kam es denn dazu? Das würde mich jetzt wirklich sehr interessieren und ich sage dir auch wieso: Wenn du dich nämlich nicht freiwillig entschieden hast für diesen Arbeitsplatz hier bei mir, dann ist das eine etwas andere Sache.

Marie: Was meinst du damit?

Frau Holle: Menschen können aus sehr unterschiedlichen Gründen arbeiten. Manche tun es sogar gerne – oder jemand wird zur Arbeit geschickt.

Marie: Du meinst meine Mutter?

Frau Holle: Ja, und auch dich.

Marie: Also, mir stinkt die ganze Geschichte. So habe ich das noch gar nicht gesehen. Meine Mutter macht eine Kehrtwende bei meiner zufällig vergoldeten Schwester? Die kommt zurück und ich soll dann das Ganze noch toppen? Ich musste dann auch in den Brunnen springen, die Spindel hineinwerfen und mich vorher an Dornen stechen, nur damit es echt wirkte. Nee, nee, das ist zu viel. Bin ich ihr jetzt egal? Und wenn ich zurückkomme, was ist dann ...?

Frau Holle: Das kann ich dir leider nicht sagen, aber wäre es nicht auch vorstellbar, dass deine Mutter es gut meinte und auch dich belohnt sehen wollte? Andererseits könnte der plötzliche Reichtum auch den Wunsch nach mehr geweckt haben? Wir wissen es nicht. Deine Mutter ist nicht hier. Was würde sie wohl dazu sagen, wenn man sie danach fragte?

Marie: Schwer zu sagen. Ich weiß es nicht ... Aber es ist auch nicht so wichtig. Ich bin jetzt hier und muss eben zusehen, wie ich demnächst klarkomme!

Frau Holle: Ein interessanter Gedanke. Du scheinst ein besonnenes Kind zu sein und denkst ziemlich weit, wie mir scheint, obwohl wir beide momentan einen Konflikt haben, was die Arbeit betrifft. Nun, wer weiß, wobei diese gute Gabe dir noch helfen kann ...
Ich komme jetzt auf die Ausgangsfrage zurück: Was willst du hier, liebes Kind und was bist du bereit, dafür zu tun? Denn jede Arbeit hat ihren Preis und ihren Lohn.

Marie: Für wen mache ich den ganzen Mist hier eigentlich?

Frau Holle: Das scheint mir eine gute Frage zu sein, die du dir gerade selbst stellst: Einmal angenommen, du würdest es für dich machen, was wäre dann? Und angenommen, du würdest es für jemanden anderes tun, was wäre dann?

Marie: Das habe ich mir noch nicht überlegt. Ich will zurück, aber dann …?

Frau Holle: Ein sicherer Arbeitsplatz mit klaren Aufgabenbereichen, damit verbunden ein Stück Unabhängigkeit wäre im Angebot. Und noch eine Nebenbemerkung: Äußerlichkeiten, wie besondere Schönheit, sind für diese Stelle völlig unbedeutend. Was zählt, ist Leistung und außerdem Mitdenken und Zuverlässigkeit als Schlüsselqualifikationen.

Marie: Hm! Was wäre denn die Alternative?

Frau Holle: Wenn du mich so klar danach fragst: Fristlose Kündigung bei mir, Pech wird gewiss dein Lohn sein statt Gold, und damit geht es zurück zu Mutter und Schwester – allenfalls mit neuen Einsichten über deine Familie. *(schweigt eine Weile)* Was wirst du jetzt tun?

Marie: So hatte ich mir das alles hier nicht vorgestellt.

Frau Holle: Das vermute ich. Und ich mir ebenfalls nicht, wenn ich es recht bedenke. Was machen wir nun? Hat sich in unserem Gespräch etwas verändert für dich?

(Marie schweigt, schaut an die Decke, auf ihre Füße, auf ihre Hände, aus dem Fenster. Frau Holle schenkt frisches Quellwasser nach und lehnt sich an die Stuhllehne zurück)

Marie: Dann muss ich mich wohl entscheiden. Ich brauche Bedenkzeit.

Frau Holle: Das ist in Ordnung. Auch ich muss mir einige Gedanken über unsere Zusammenarbeit machen, wie ich mit oder ohne deine Hilfe hier weitermachen werde. Schließlich geht es um eine große Verantwortung, denn das Wetter ist ja bekanntlich für das Wohl und Wehe der Menschen eine bedeutende Angelegenheit. Und die Marke „Frau Holle“ steht nicht zu Unrecht in einer langen Tradition von Zuverlässigkeit und Qualität.

Marie: Und wie wäre das dann mit den Arbeitszeiten?

Frau Holle: Darüber werde ich angesichts der neuen Umstände nachdenken und ich hoffe, ich komme zu einem Ergebnis.

Marie entschied sich nach einigem Nachdenken, vorläufig bei Frau Holle zu bleiben und einen auf zwei Jahre befristeten Arbeitsvertrag zu unterzeichnen. Frau Holle hatte – nicht ohne innere Widerstände – ihrerseits erkennen müssen, dass Perfektionismus beim Bettenschütteln und eine 100 %ige Ergebenheit ihrer Mitarbeiterinnen wohl in das Land der unternehmerischen Wunschträume verbannt werden mussten. Sie hatte sich angesichts *der prekären Bewerber*innenlage auch über flexible Arbeitszeitmodelle informiert und eine entsprechende Klausel in den Vertrag aufgenommen.*

Und so begab es sich, dass das Wetter in der Menschenwelt bisweilen aus den Fugen geriet; der Schnee nicht mehr zur rechten Zeit fiel, manche Winter zu warm, auch Sommer zu heiß ausfielen, weil Marie dann und wann zu spät, dafür aber meist ausgeglichen zum Dienst kam. Marie wunderte sich mitunter, dass sie keine Spur von Heimweh verspürte ...
Frau Holle ließ sich übersetzen, was „chillen" bedeutet, fragte aber nicht weiter nach. Stattdessen besuchte sie etwas später einen Kurs für „Achtsamkeit", da ihr dies seriöser erschien. Und weil Marie aus langer Gewohnheit, sagen wir einmal, „ressourcenschonend" mit ihrer Arbeitskraft umzugehen wusste, nutzte sie die Gunst der Stunde als Frau Holle über Altersteilzeit nachdachte, um das Unternehmen zu modernisieren. Überzeugend war schließlich die Idee einer ausgewogenen Work-Life-Balance in Kombination mit der alten Unternehmenstradition von Verlässlichkeit. So wurde also das aufwändige und kräftezehrende Bettenschütteln durch ein digitales Wettersystem ersetzt. Und wie alles im Leben so seine Vor- und Nachteile hat, war selbiges mitunter etwas träge und störanfällig. Marie und Frau Holle kümmerte dies nicht über die Maßen, denn besonders Frau Holle hatte indessen einige neue Freizeitbeschäftigungen für sich entdeckt, und eine Neuinvestition kam aus finanzieller Sicht nicht in Frage. Also beließen sie es bei regelmäßigen Updates – mit wechselndem Erfolg.

Zu guter Letzt blieb das Wetter auf der Welt voller Überraschungen. Und würden nicht einige wenige die wahre Geschichte dahinter kennen, dann könnte man auf die Idee kommen, dass etwa die Menschen selbst all die Veränderungen auf ihrem einzigartigen und zerbrechlichen Globus bewirkt hatten, über die sie sich dann ausgiebig und in langen Diskussionen wunderten und stritten. Irgendwer musste ja schließlich schuld daran sein. Und wenn es mal wieder niemand gewesen sein wollte, dann war es bestimmt Frau Holle ...!

Thorsten Wege

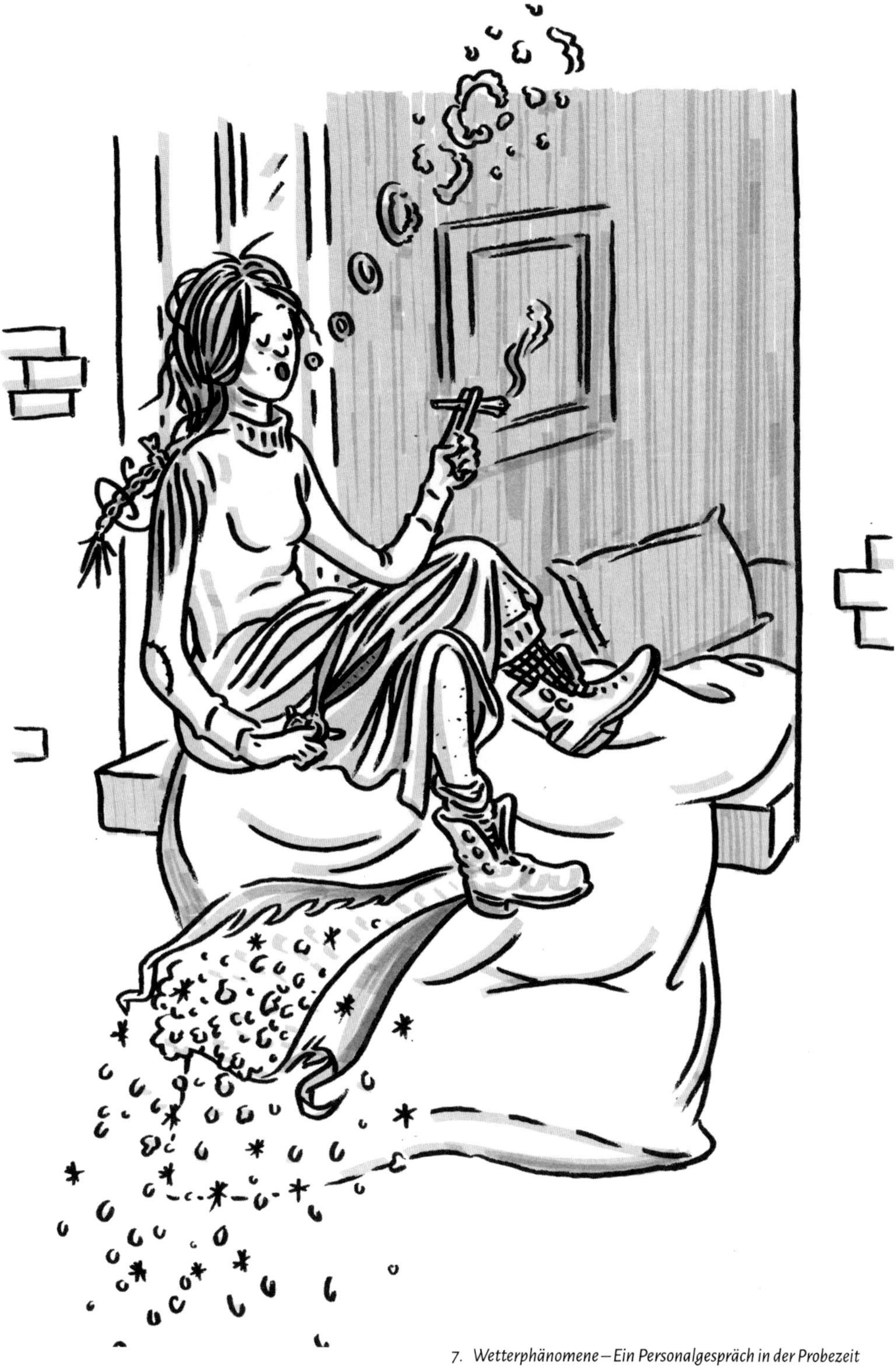

8. Die Küstenpäpstin

Ein Ort am Meer in Norddeutschland – Wir befinden uns in der Systemischen Privatpraxis „Leuchtfeuer".

Beraterin: Moin, Frau Fischer, Herr Fischer. Nehmen Sie doch bitte Platz. Ich hoffe, Sie haben gut hergefunden?

Frau Fischer: Ja, danke. Unser Kutscher ist sehr ortskundig.

Beraterin: Wunderbar. Dann herzlich willkommen zu unserem ersten Gespräch. Ich würde gerne erfahren, was Ihr Anliegen ist und wie ich Sie dabei unterstützen kann. Aus der Anmeldung weiß ich noch nicht viel – nur, dass Sie, Herr Fischer, hier angerufen haben und dringend um ein Gespräch gebeten hatten.

Herr Fischer: O ja, wissen Sie, meine Frau und ich – also, so kann das nicht weitergehen. Es hat sich so viel verändert und es hört gar nicht mehr auf ...

Beraterin: Das klingt Ihrer Wahrnehmung nach wie eine Krise in Ihrer Beziehung? Wie sehen Sie denn die Situation, Frau Fischer?

Frau Fischer: Ach, Krise – so ein Quatsch! Und du übertreibst mal wieder! Jetzt geht es uns doch endlich mal richtig gut.

Herr Fischer: Waas? Es geht uns tatsächlich mehr als gut, und wie soll das denn jetzt weitergehen? Sehen Sie, das ist unser Problem ...

Frau Fischer: Gar nicht Problem, alles ist in Ordnung, und es kann nur noch besser werden! Du immer mit deinen ewigen Bedenken. Kleingeistig bist du, aber das warst du ja schon immer ...

Beraterin: Ich verstehe noch nicht recht. Was hat Sie denn bewogen, hier anzurufen? Dass es eine ernste Angelegenheit zwischen Ihnen beiden ist, wird mir deutlich.

Herr Fischer: Meine Frau will Papst werden!

Frau Fischer: Ganz recht!

Beraterin: Aha. Und inwiefern ist das ein Problem?

Frau Fischer: Also, für mich ist die Sache klar. Es ist kein Problem!

Beraterin: Ich höre zwei unterschiedliche Meinungen. Bitte geben Sie mir ein wenig Zeit, alles etwas besser zu verstehen.

Frau Fischer: Ja, aber beeilen Sie sich, ich finde das hier eigentlich eine ziemliche Zeitverschwendung und muss deshalb andere wichtige Dinge vernachlässigen.

Herr Fischer: Als ob *das* jetzt ein Problem wäre! Du bist schon Kaiserin und den Reichtum und all das hast du auch mir zu verdanken! Denk mal an die letzten Wochen ...

Frau Fischer: Aufschneider! Wenn es nach dir gegangen wäre, dann säßen wir noch immer in dieser armseligen Hütte!

Herr Fischer: Moment mal, Ilsebil. Ich habe den Fisch freigelassen und das war klug von mir. Und dann hat er uns alle Wünsche erfüllt. Jedes Mal hast du mich gedrängt und genötigt, noch mehr zu fordern. Nie hat es dir gereicht. Und jetzt bist du schon Kaiserin und es ist noch immer nicht genug?!

Frau Fischer: Na und? Ich will Papst werden!!!

Beraterin: Also, Frau Fischer, Sie sind jetzt bereits eine mächtige Kaiserin und möchten ein alter Mann werden, umgeben von vielen alten Männern in einer krisengeschüttelten Institution? Nur, damit ich das jetzt richtig verstehe ...

Herr Fischer: Sehen Sie, genau das hab' ich auch schon gesagt und hier im Norden ist der Papst sowieso keine bedeutende Autorität. Wir sind schon Kaiser, mein Gott! Außerdem, was soll ich mit so einem alten Mann zu Hause anfangen? Und stell dir mal das ganze Theater vor, was du alles verlautbaren und vertuschen müsstest im Namen von was auch immer ...

Frau Fischer: Ach Quatsch, ein Papst ist mächtiger als alle Kaiser zusammen. Dann werde ich halt Päpstin!

Herr Fischer: *(verdreht die Augen)* Auch das noch!

Frau Fischer: Oh Mann, du Dummkopf! Das ist die Lösung schlechthin. Der Fisch wird das auch noch hinkriegen. Du musst ihn halt nur ein bisschen überzeugen. Dann revolutioniere ich demnächst den ganzen Kirchenladen. Das wird sowieso höchste Zeit. *(zur Beraterin gewandt)* Vielen Dank, da haben Sie mich durch Ihre Fragerei auf eine ganz neue Idee gebracht ...

Beraterin: Also, aus Ihrer Sicht geht der Weg weiter nach oben?

Frau Fischer: Ja, na klar!

Beraterin: Verstehe. Und was denken Sie, wie würde sich das auf Ihre Beziehung auswirken? Eine verheiratete Päpstin, das wäre tatsächlich eine große Veränderung – historisch gesehen, noch nie dagewesen. Das wäre quasi der Prototyp einer ganz neuen Form von Kirchenherrschaft.

Frau Fischer: Hm ...

Herr Fischer: Eine grauenhafte Vorstellung, das mache ich nicht mit! Eher lasse ich mich scheiden! Aber vorher spreche ich mit dem Fisch.

Frau Fischer: Du wirst hingehen!!!

Herr Fischer: Vielleicht auch nicht! Es geht auch um mein Leben!

Frau Fischer: Du würdest auch davon profitieren!

Herr Fischer: Und was ist mit Sex? Päpste haben keinen Sex!

Frau Fischer: Haha, was du nicht sagst, da habe ich aber etwas ganz anderes gehört. Alles, was verboten ist, führt zum Gegenteil, und wenn ich erst einmal Päpstin bin ... Mach dir mal keine Sorgen. Das werde ich schon hinkriegen. Und die roten Schuhe erst – da wurden ja Männer schon schwach auf ihre alten Tage ... Sex hin oder her.

Herr Fischer: Vergiss es! „Wir sind Papst" – ich sehe schon die Schlagzeile. Und das im Norden. Wir sind Kaiser, das reicht!

Beraterin: Also, bei all dem, was ich jetzt höre, geht es um eine Zukunftsentscheidung zwischen Ihnen beiden. Die Ereignisse haben sich ja wirklich überschlagen in der letzten Zeit. Wie dem auch sei, ich frage mich gerade, wie Sie die Zeit davor gelebt haben und was Sie als Paar verbunden hat. Können Sie mir davon erzählen?

Herr Fischer: Wir waren glücklich. Es war ein bescheidenes und einfaches Leben, aber wir hatten unser Auskommen. Klar, irgendwann kam der Alltag und alles wurde ein bisschen eintönig.

Frau Fischer: Aber du hast dich auch nicht wirklich angestrengt.

Herr Fischer: Angestrengt für was? Ich habe tagtäglich gefischt. Also, das kränkt mich jetzt. Du wusstest vorher, wen du geheiratet hast!

Beraterin: Eine Heirat aus Liebe?

Frau Fischer: Ja schon, aber ich hatte es auch nicht leicht – die Sorge um das Einkommen, dann, dass wir noch Kinder haben wollten und es nicht klappte, ja und das alles ...

Beraterin: Verstehe, und dann gab es auch den Wunsch, dass das Leben angenehmer und leichter sein könnte.

Frau Fischer: Ja. Siehst du, die Frau weiß, wovon ich spreche!

Herr Fischer: Aber du warst nie zufrieden und deine Eltern wollten damals nicht, dass wir heiraten, weil ich nicht viel zu bieten hatte. Daher kommt also deine Habgier, das wird mir ja jetzt erst klar ...!

Frau Fischer: Lass meine Eltern aus dem Spiel!!!

Herr Fischer: Nie war es gut genug. Nie war ich gut genug ... Ich habe mein Bestes versucht!

Frau Fischer: Ja, aber eben nur versucht! Ich hatte immer Ideen, wie es besser sein könnte.

Herr Fischer: Haha, und den Kopf voller Rosinen, aber nicht die Mittel, das umzusetzen. Bis ich den Fisch traf ...

Frau Fischer: Jaja, wenn du meinst: Ein Loser hatte endlich mal Glück ...

Herr Fischer: Jetzt hör aber mal auf mit den Beleidigungen!

Beraterin: Und es war Liebe zu Beginn, als Sie sich kennen gelernt haben?

Herr Fischer: Ja!

Frau Fischer: Ja, schon.

Beraterin: Einmal angenommen, Sie würden jetzt weiter so sprechen und sich gegenseitige Vorwürfe machen, wie wäre das hilfreich? Mein Eindruck ist, dass es offene Rechnungen und einige Themen gibt, jedoch das Gespräch sich jetzt im Kreis dreht. Aber dafür sind Sie ja vermutlich nicht hergekommen. Dabei brauchen Sie mich nicht, das können Sie offenbar auch allein. Wie also kann ich Ihnen heute behilflich sein?

Herr Fischer: Keine Ahnung, ich hatte mir gedacht, dass Sie meiner Frau mal ins Gewissen reden, um sie von ihrem Größenwahn abzubringen ...

Frau Fischer: Ich wollte sowieso nicht herkommen.

Beraterin: Herr Fischer, Ihren Wunsch kann ich sehr gut nachvollziehen, schließlich haben Sie ja um ein Gespräch ersucht. Und Sie waren offenbar auch so überzeugend, dass Ihre Frau mitgekommen ist. Und Frau Fischer, dass Sie heute hier sind, könnte ja auch bedeuten, dass Ihr Mann und Ihre Ehe Ihnen wichtig sind. Können Sie beide denn ein gemeinsames Anliegen formulieren, wobei ich Sie unterstützen kann?

Herr Fischer: Also, wenn Sie nicht doch noch einmal mit meiner Frau ...

Frau Fischer: Auf gar keinen Fall! Ich lasse mich doch hier nicht von zwei Leuten bequatschen!

Beraterin: Keine Sorge, Frau Fischer, das wird auch nicht geschehen, denn Menschen zu verändern steht nicht in meiner Macht, das muss ich auch Ihnen, Herr Fischer, leider nahelegen. Und ich würde mich auch auf keine Seite stellen, selbst wenn ich eine persönliche Meinung zu bestimmten Themen hätte.

Frau Fischer: Siehste, das hast du nun davon!

Herr Fischer: Vielleicht hätte ich gleich im Beratungsinstitut der Feenvereinigung anrufen sollen. Die können beraten *und* zaubern, wenn's nötig ist. Kostet auch gleich mal das Doppelte ...

Beraterin: Ich kann verstehen, dass Sie womöglich enttäuscht sind. Ent-täuscht bedeutet jedoch auch, dass eine bisherige Täuschung nicht mehr besteht. Dort im Institut sind Feen sogar per Eid verpflichtet, nicht einseitig in menschliche Angelegenheiten durch Gespräche oder gar Zauberei einzugreifen.

Herr Fischer: Schade.

Frau Fischer: Siehste!

Beraterin: Vielleicht finden wir heute noch keine Lösung, mit der Sie beide leben können oder wollen, doch möglicherweise hat unser Gespräch etwas bewirkt oder angestoßen. Das weiß man nie so genau. Auf jeden Fall finde ich es sehr gut, dass Sie Ihren Konflikt so offen angesprochen haben und sich Gedanken über Ihre Zukunft als Paar machen, wie auch immer die Dinge weitergehen werden. Wenn Sie möchten, machen wir einen nächsten Termin aus, oder aber Sie entscheiden in Ruhe mit etwas Abstand, ob Sie noch einmal wiederkommen möchten.

Herr Fischer: Ja, vielen Dank. Dann lassen wir mal die Kutsche rufen ...

Frau Fischer: Die wartet schon! Na gut, Frau Beraterin, mal sehen. Einen schönen Tag noch.

Beraterin: Ich wünsche Ihnen alles Gute, auf Wiedersehen.

Wenige Minuten später. In der Kutsche:

Herr Fischer: Ich sehe uns schon wieder in der alten Fischerhütte sitzen. Na, überleg doch mal: Du als alter Knacker oder als frustrierte, gescheiterte Päpstin. Was ist dann wohl das Nächste? Der liebe Gott?

Frau Fischer: Nee, nee, wenn schon, dann die liebe Göttin! Aber sag mal, was hat diese Beraterin jetzt eigentlich gemacht? Nur ein paar Fragen gestellt in ihrem aufgemotzten Leuchtturm? Auf jeden Fall haben wir es ihr aber so richtig gezeigt! Die ist ganz schön unfähig, finde ich. Und die volle Stunde haben wir auch nicht ganz ausgenutzt. Also, ob wir das bei der Jahresbilanz wohl begründen können?

Herr Fischer: Wieso begründen? Vergiss mal eben den Kleingeist, den du mir gerade noch vorgehalten hast, Ilsebil. Du bist Kaiserin! Du selbst machst die Regeln. Das Geld nehmen wir doch aus der Brieftaubenkasse. Die Buchhaltung des lieben Gottes sähe womöglich anders aus. Und wir wissen rein gar nichts über den Lebensstandard des lieben Gottes, stimmt's?!

Frau Fischer: Hm! Könnte sein, vielleicht hast du recht ...
Also Kaiser, der Tag ist noch jung – wohin fahren wir jetzt? Ich hörte unlängst von einem großen Markt mit allerlei Zaubereien und wunderlichen Darbietungen am Strand.

Herr Fischer: Das ist nicht weit von hier ... Kutscher, hast du gehört?! Wir fahren nach ...

Thorsten Wege

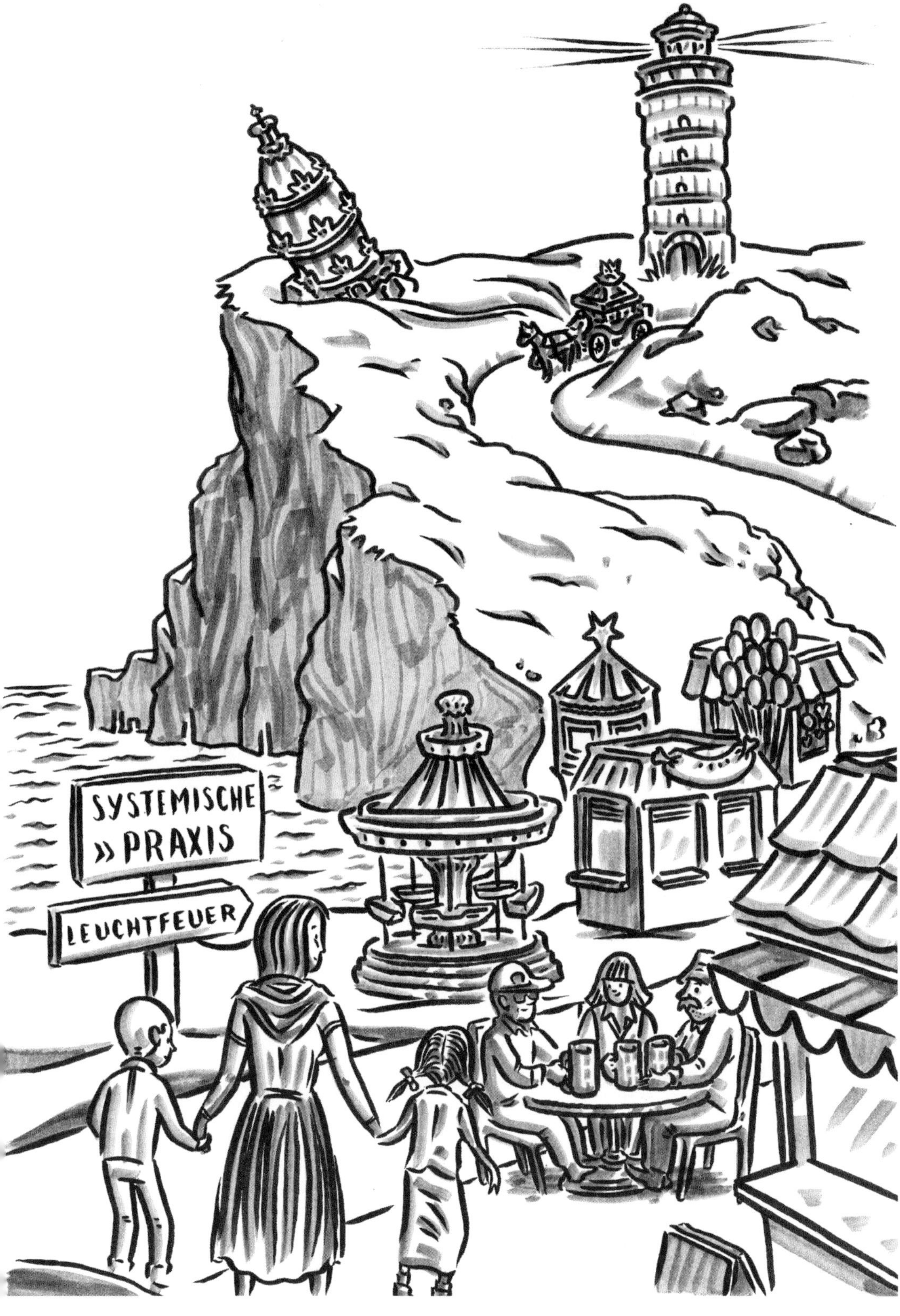
SYSTEMISCHE
» PRAXIS
LEUCHTFEUER

9. Märcheninnung, Karriereknick und der Zorn der guten Fee

Ein Anwesen, umgeben von einem Park. Auf dem Eingangsschild lesen wir: „Beratungsinstitut für Feen, Fabelwesen und andere Märchenbewohner.“

Beraterin: Guten Tag, Frau Fee. Herzlich willkommen. Bitte nehmen Sie doch Platz.

Fee: Gut? Ich wüsste wirklich nicht, was an diesem Tag gut sein sollte!

Beraterin: Was führt Sie heute zu mir?

Fee: Mich führt gar nichts her. Ich hätte wirklich Wichtigeres zu tun. Das ist doch alles reine Zeitverschwendung! Sehe ich etwa aus wie jemand, die Beratung nötig hat?

Beraterin: Nun, dazu kann ich noch nichts sagen. Zunächst freue ich mich darüber, dass Sie dennoch heute hier sind. Darf ich Sie fragen, wer oder was Sie dazu motiviert hat, zu mir zu kommen, obwohl Sie dazu keine Veranlassung sehen?

Fee: Na wer schon? Die Märcheninnung natürlich! Diese inkompetenten Stümper!

Beraterin: Was glauben Sie, Frau Fee, möchte die Märcheninnung, was hier geschehen soll?

Fee: Keine Ahnung. Die sagen, ich sei aggressiv und unberechenbar und schade dem Ansehen der nationalen Feenvereinigung. Stellen Sie sich das mal vor!!! Eine Abmahnung habe ich bekommen und sie wagen es, mir damit zu drohen, dass ich meine Approbation als Fee verliere. Das ist unerhört!

Beraterin: Was ich heraushöre ist, dass Sie sich sehr ungerecht behandelt fühlen und sogar befürchten müssen, Ihren Beruf zu verlieren. Habe ich das richtig verstanden?

Fee: Ja, ganz genau.

Beraterin: Könnte das ein Thema sein, über das wir hier heute sprechen sollen?

Fee: Meinetwegen, jetzt bin ich ja schon mal da.

Beraterin: Haben Sie eine Idee, wie ich Ihnen dabei helfen kann, dass die Märcheninnung Sie in Ruhe lässt?

Fee: Sie könnten denen ja sagen, dass ich überhaupt nicht wütend und aggressiv bin.

Beraterin: Überhaupt nicht?

Fee: Na ja, ein bisschen schon.

Beraterin: Ich möchte Sie gern etwas fragen: Auf einer Skala von 1 bis 10, wobei 10 bedeutet, dass Sie vor Wut platzen und 1, dass Sie kaum Wut verspüren, wo befinden Sie sich aktuell auf dieser Skala?

Fee: Hm! Ich weiß nicht. Ich sage mal ... eine 7.

Beraterin: In Ordnung, vielen Dank. Wieso keine 10? Was müsste denn geschehen, um Ihre Wut noch zu steigern?

Fee: Das kann ich Ihnen sagen! Wenn die es wagen sollten, mir tatsächlich die Approbation zu entziehen, dann ... Ich bin die bekannteste Fee im ganzen Märchenreich! Arbeitslos ...? Nein, das ertrage ich nicht.

Beraterin: Ihr Beruf liegt Ihnen sehr am Herzen?

Fee: Ja, auf jeden Fall! Seit Jahren opfere ich mich auf. Happyend-Meetings, Glückspatenschaften, Märchenkongresse – das will ja alles organisiert werden. Ich bin gut darin und habe mir meine Karriere hart erkämpft.

Beraterin: Wow! Ich bin sehr beeindruckt davon, was Sie alles leisten. Sie tragen viel Verantwortung.

Fee: Danke, wenigstens eine, die es mal bemerkt.

Beraterin: Sie wünschen sich mehr Anerkennung?

Fee: Und ob! Alles, was ich tue, ist selbstverständlich. Jahrelang habe ich genickt und gelächelt, aber damit ist jetzt Schluss. Ich werde es diesen Miesmachern zeigen!

Beraterin: Gibt es auch manchmal Situationen, in denen Sie sich anerkannt und wertgeschätzt fühlen?

Fee: Hm! Da muss ich überlegen ... Ja, vor zwei Wochen habe ich den alljährlichen Märchenkongress organisiert. Alles lief wie am Schnürchen, es war eine rundum gelungene Veranstaltung. Alle haben das interessante Programm und das Buffet gelobt. Die Vorbereitung war anstrengend, aber es hat sich gelohnt.

Beraterin: Das klingt, als hätten Sie sich an diesem Tag sehr gut gefühlt.

Fee: O ja, es war fantastisch. Der Applaus, die Dankesworte und die zufriedenen Gäste. Sie hätten mich sehen sollen!

Beraterin: Ich kann es mir sehr gut vorstellen. Sie wirken auf mich sehr glücklich, während Sie davon erzählen.

Fee: Ja, das war ich wirklich. Umso schlimmer war, was dann am Abend geschehen ist.

Beraterin: Möchten Sie mir etwas darüber erzählen?

Fee: Hm, also, wissen Sie, ich war gerade dabei, den Saal wieder aufzuräumen und die letzten Gäste zu verabschieden. Ich war gut gelaunt und hatte überlegt, meine Kolleginnen noch zu einem Glas Sekt einzuladen, um sie zu überraschen. Bei all dem Arbeitsstress kommen wir nur sehr selten dazu, uns privat zu unterhalten. Es gab auch etwas zu feiern, denn der König und die Königin hatten verkündet, bald ein Kind zu bekommen. Ich bin dann also zu den anderen zwölf Feen gegangen, die sich leise in einer Ecke unterhielten. Sie haben mich nicht gesehen und so konnte ich hören, dass sie über mich tuschelten. Wenn ich nur daran denke, könnte ich schon wieder ausrasten! Arrogant sei ich, übereifrig und nur auf meine Karriere bedacht. Wissen Sie, ich bin Neid und Häme ja gewohnt. Das bringt der Erfolg so mit sich, aber das Schlimmste kommt noch ...

Beraterin: Vielleicht tut es Ihnen gut, darüber zu sprechen?

Fee: Vielleicht. Jedenfalls habe ich gehört, dass alle zwölf Feen schon Einladungen zur Taufe des königlichen Kindes bekommen hatten. Alle – außer mir! Es geschehe mir recht, sagten sie. Dass ich es verdiene, nicht immer die erste Geige zu spielen. Sie haben dabei gekichert.

Beraterin: Danke für Ihr Vertrauen, mir von Ihrem Ärger und Ihrer Empörung zu erzählen. Wie haben Sie in dieser Situation reagiert?

Fee: Na ja, zuerst habe ich nichts auf diese Gerüchte gegeben. Ein Angestellter des Königs hat mir dann aber bestätigt, dass ich nicht eingeladen bin. Ich gebe zu, ich bin in Rage geraten und war außer mir vor Wut. Der Angestellte hat noch eine schlechte Ausrede erfunden. Es gäbe nur zwölf goldene Teller und der König bedaure den Vorfall sehr. Pah! Zwölf goldene Teller? Soll das ein schlechter Scherz sein? Nur zwölf goldene Teller – das reichste Paar des Landes kann sich keinen dreizehnten goldenen Teller leisten??? Ich habe dann laut geschrien, dass sie schon sehen werden, was sie davon haben. Dass sie sich ihre Feier an den Hut stecken können und dass sie keinen Grund mehr zum Feiern haben werden, wenn ihr Kind an einem schrecklichen Fluch sterben wird ... Leider hat die Märcheninnung von dem Vorfall Wind bekommen und nun sitze ich hier.

Beraterin: Das muss enorm kränkend für Sie gewesen sein. Hat Ihnen die Wut geholfen, die Situation zu bewältigen?

Fee: Ich glaube schon. Ich konnte ja schlecht einfach losheulen.

Beraterin: Verstehe ich Sie richtig, dass Sie eigentlich sehr traurig gewesen sind?

Fee: Ja, vermutlich. Ich kann das nicht gut zeigen. Feen sind stolz, wissen Sie! Dabei war meine Drohung nicht wirklich ernst gemeint. Das Kind kann ja nichts dafür. Außerdem ist es sehr anstrengend, die ganze Zeit wütend zu sein. Aber wenn mir alle so viel Bösartigkeit zutrauen, ist es doch auch egal. Ich konnte mich nicht einmal rechtfertigen. Niemand hat persönlich mit mir gesprochen. Und das nach all den Jahren ...

Beraterin: Es ist sehr beeindruckend, wie reflektiert Sie sind. Sie sind enttäuscht, dass Ihnen Böses zugetraut wird, obwohl Sie so fleißig arbeiten und Lob und Anerkennung verdienen. Und Sie möchten eigentlich nicht wütend sein.

Fee: Sie haben recht. Ich weiß nicht, was ich tun soll ...

Beraterin: Ich möchte Sie zu einem kleinen Gedankenexperiment einladen: Angenommen, Sie würden sich entscheiden, Ihre Drohung wahrzumachen und das Kind verfluchen, was würde passieren?

Fee: Ich könnte allen beweisen, dass ich mir nicht alles gefallen lasse. Niemand würde jemals wieder wagen, so mit mir umzugehen.

Beraterin: Respekt ist Ihnen wichtig. Ich verstehe. Was würde darüber hinaus passieren?

Fee: Hm, meine Approbation würde ich dann mit Sicherheit verlieren und könnte nie wieder als Fee arbeiten.

Beraterin: Welche Auswirkungen hätte es auf Sie, nie wieder als Fee arbeiten zu dürfen?

Fee: Das wäre sehr schlimm für mich!

Beraterin: Was wäre die schlimmstmögliche Konsequenz? Was würden Sie am meisten vermissen?

Fee: Ich liebe meinen Beruf und kann mich zuhause schlecht entspannen. Neue Zaubersprüche zu entwickeln und Zaubertränke zu brauen, machen mir viel Spaß. Ich würde vermissen, um Rat gefragt zu werden und wichtige Entscheidungen zu treffen.

Beraterin: Wenn Sie darüber sprechen, spüre ich Ihre Freude an Ihrem Beruf. Angenommen, Sie würden sich entscheiden, Ihre Drohung zurückzunehmen und das Kind nicht verfluchen, was würde dann passieren?

Fee: Wenn ich jetzt so darüber nachdenke, könnte ich weiterhin als Fee arbeiten. Ich würde dem Kind vermutlich ein Geschenk bringen, auch wenn ich nicht eingeladen bin.

Beraterin: Und welche Art von Geschenk wäre das zum Beispiel?

Fee: Vielleicht ein Zaubertrank, der dem Kind Klugheit verleiht. Ich habe ihn ganz neu entwickelt und meine Kolleginnen würden staunen und auch ein bisschen neidisch werden. Es ist mit Abstand der beste Trank, den ich jemals hergestellt habe.

Beraterin: Wow, das klingt sehr gut. Was würde noch passieren?

Fee: Vielleicht würde ich doch noch eingeladen und dürfte an dem herrlichen Bankett teilnehmen. Sie würden mein Geschenk lieben und mich endlich wieder bewundern.

Beraterin: Danke, dass Sie sich auf meine Fragen einlassen. Wie fühlen Sie sich jetzt?

Fee: Hm ...! Ich bin ganz schön verwirrt und skeptisch.

Beraterin: Wissen Sie schon, was Sie tun werden?

Fee: Ich weiß nicht. Ich dachte, ich hätte keine Alternative und ich wollte nicht herkommen, aber jetzt habe ich eine Wahl. Es fühlt sich komisch an, ich werde noch ein wenig darüber nachdenken müssen.

Beraterin: Ich finde es toll, welchen Verlauf unser Gespräch genommen hat. Ich weiß, dass es für Sie nicht leicht war, sich auf diese ungewohnte Situation einzulassen. Es ist ganz normal, dass Sie Ihre Eindrücke erst verarbeiten müssen. Wenn ich Sie jetzt noch einmal bitten darf, Ihre aktuelle Wut auf der Skala von 10 bis 1 zu bewerten, wobei 10 immer noch bedeutet, dass Sie vor Wut platzen und 1, dass Sie sehr wenig Wut verspüren, wo befinden Sie sich aktuell auf dieser Skala?

Fee: Ich kann es kaum glauben, aber jetzt gerade ist meine Wut verraucht. Ich glaube, das musste einfach alles mal raus und nun fühle ich mich sehr erschöpft. Das kann ich jetzt nicht so genau einschätzen.

Beraterin: Das ist völlig in Ordnung. Wenn Sie mögen, können wir einen neuen Termin vereinbaren und diesen Rahmen hier nutzen, um darüber zu sprechen, was Sie bewegt und welche Gedanken Ihnen im Nachhinein noch gekommen sind. Wäre das in Ihrem Sinne?

Fee: Ich glaube, das wäre gut. Ja.

Beraterin: Das freut mich zu hören. Dann sehen wir uns nächste Woche um die gleiche Zeit. Falls Sie in der Zwischenzeit noch Fragen haben, können Sie sich gerne bei mir melden.

Auf Wiedersehen, Frau Fee.

Fee: Auf Wiedersehen.

Ein Jahr später ...

Aktuelle Pressemeldung:

Märchenschloss, 20. Juli. König hält Laudatio bei Verleihung der höchsten Auszeichnung des Landes an Frau Fee XIII.

Frau Fee XIII nahm den Preis im Rahmen der diesjährigen Jubiläumsgala vor 500 Gästen mit einem strahlenden Lächeln entgegen. Gefeiert wurde bei Musik und Tanz im königlichen Ballsaal. Den kulinarischen Höhepunkt bildete das von der Märcheninnung gesponserte reichhaltige Büffet. „Heute wird eine herausragende Repräsentantin unseres geliebten Märchenlandes ausgezeichnet, die sich seit Jahren mit aller Kraft für unsere Zukunft einsetzt und von deren innovativen Ideen wir alle profitieren können", erklärte der König in seiner Laudatio feierlich. „Ihr ist es gelungen, einen Klugheitstrank zu entwickeln, der alles bisher Dagewesene in den Schatten stellt. Dank ihr wird Dornröschen die klügste Prinzessin sein, die die Märchenwelt je gesehen hat. Diesen Preis verleihen zu dürfen, erfüllt mich mit großem Stolz", fuhr der König fort. Frau Fee XIII zeigte sich sichtlich gerührt. „Vielen Dank für diese große Ehre. Noch vor einem Jahr hätte ich nicht davon zu träumen gewagt."

Nachtrag: *Dank des einzigartigen Zaubertrankes als Taufgeschenk fiel Dornröschen nie in den 100-jährigen Schlaf, was Folgewirkungen für die Märchenwelt hatte ...*

Mandy Gericke

10. Der Prinz, der nicht küssen durfte

Wir befinden uns im bereits bekannten „Beratungsinstitut für Feen, Fabelwesen und andere Märchenbewohner".

Beraterin: Hallo Herr Prinz. Einen schönen guten Tag! Ich entnehme der Anmeldung, dass Sie gerne ein Gespräch haben möchten, da Sie Fragen zu Ihrer Zukunft haben. Verstehe ich das so richtig?

Prinz: Ja, das stimmt. Bei mir ist alles durcheinandergeraten! *(schüttelt den Kopf, schaut verzweifelt drein)* Seit Jahren kenne ich meine Bestimmung, denn meine Eltern haben nie damit hinter dem Berg gehalten, dass ich einmal den Familienbetrieb übernehmen soll. Eine alte Legende in unserer Familie besagt, dass eines Tages ein Prinz aus unserem Geschlecht die wunderschöne Prinzessin finden wird, die seit 100 Jahren hinter einer großen Dornenhecke schläft, und sie mit einem Kuss erlösen wird. Dann heiraten sie und regieren das Königreich. Schon mein Vater und mein Großvater haben sich auf die Suche gemacht und mir von Kindesbeinen an von ihren Abenteuern und Heldentaten erzählt!

Beraterin: Habe ich Sie richtig verstanden, dass Sie schon immer eine genaue Vorstellung vermittelt bekommen haben, was einmal Ihre Aufgaben sein werden?

Prinz: Ja. Meine Eltern haben nie über etwas anderes gesprochen und gefragt hat mich auch keiner …

Beraterin: Das ist schon sehr erstaunlich, dass ein Kind mit so deutlichen Vorstellungen von der Zukunft aufwächst. Das interessiert mich jetzt sehr. Was genau haben Ihre Eltern denn zu Ihnen gesagt?

Prinz: Na ja, was sie so gesagt haben, weiß ich gar nicht mehr. Aber was ich machen sollte – also dieses Fechten und Reiten und immer eine gepflegte Erscheinung zu sein, und die ganze Bildung – das deutet doch alles darauf hin, dass ich die Prinzessin erlösen soll.

Beraterin: Hatten Sie als Kind oder Jugendlicher auch andere Vorstellungen davon, was Sie einmal werden möchten?

Prinz: Nun, was man als kleiner Junge alles so denkt … Ich wollte mal Koch werden, so wie der in unserer großen Küche. Leckere Suppen kochen und Kuchen backen mit all den vielen Helfern um mich herum. Auch Stallmeister habe ich mir damals gewünscht, den ganzen Tag bei den Pferden sein und im Heu schlafen.

Beraterin: Was von dem, was Sie gelernt und gemacht haben, um Prinz sein zu können, hat Ihnen denn am meisten Spaß gemacht? Was am zweitmeisten und so weiter?

Prinz: Hm! Da muss ich erst einmal nachdenken ... Also Spaß gemacht? Eigentlich war das Schönste, wenn Opa oder Papa etwas erzählten – also wie sie auf der Suche nach dem verwunschenen Schloss durch die Lande ritten, wie sie mit anderen Prinzen und Rittern auf Turnieren kämpften, um herauszufinden, wer der Stärkste ist, und wenn sie von den vielen verschiedenen Ländern erzählten – den Wundern und bezaubernden Schönheiten in fremden Welten.

Beraterin: Und an was können Sie sich erinnern, was Ihre Mutter zu den Geschichten Ihres Vaters und Opas sagte, oder hat sie etwas anderes erzählt?

Prinz: Ach ja, sie hat immer gesagt: „Nun lasst doch mal den Jungen in Ruhe, ihr macht ihn noch ganz wirr im Kopf!"

Beraterin: Und wie hat Ihr Vater dann reagiert?

Prinz: Der hat meist laut gelacht und gesagt: „Der Junge wird schon wissen, was er zu tun hat, wenn er mal groß ist!"

Beraterin: Aus welcher Zeit ungefähr sind die Erinnerungen? Wie alt waren Sie damals?

Prinz: So ungefähr fünf oder sechs Jahre alt. Ich weiß nur, dass ich es nicht mochte, wenn mein Vater meine Mutter auslachte, und ich bin dann am liebsten in den Stall oder die Küche gerannt und habe mich dort versteckt.

Beraterin: Ja, ich kann mir gut vorstellen, dass es nicht einfach ist, in so jungen Jahren schon vor Entscheidungen gestellt zu werden, die erst sehr viel später wichtig sind. Was würden Sie denn jetzt für sich entscheiden wollen, wenn Sie all die Geschichten erst heute hören würden?

Prinz: Ich glaube, ich würde die Prinzessin befreien wollen – aber genau das ist ja das Problem!

Beraterin: Das verstehe ich jetzt noch nicht. Was ist das Problem, wenn Sie heute diese Entscheidung treffen könnten?

Prinz: Na ja, es hat sich herausgestellt, dass die Legende ganz anders war: Dass nämlich die dreizehnte Fee Dornröschen gar nicht verflucht hat. Die hat sich auch beraten lassen und weil dann ihre Wut verraucht war, hat sie der kleinen Prinzessin alles Gute gewünscht, ist in ihr schönes Haus im Feenhain zurückgekehrt und

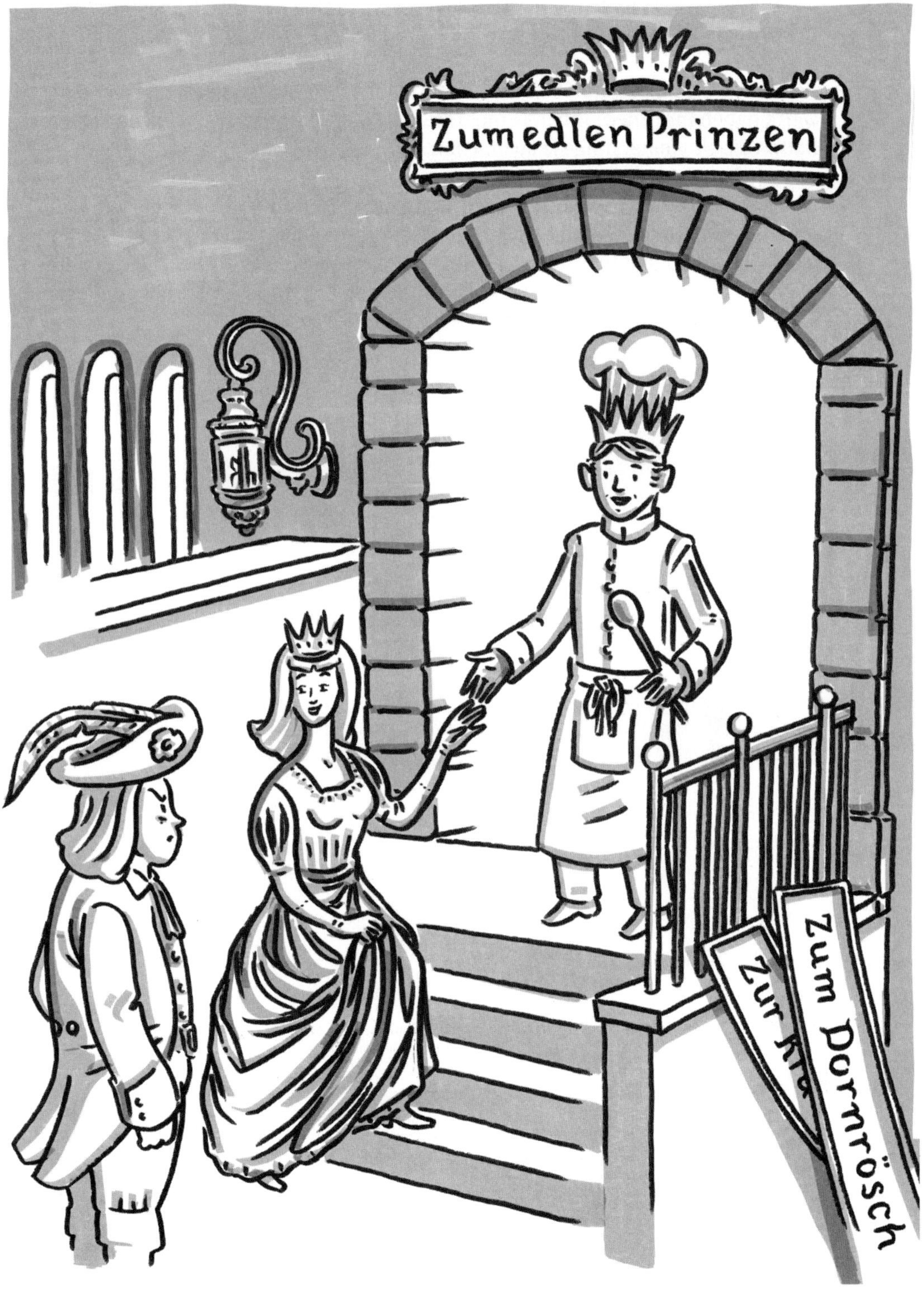
Zum edlen Prinzen
Zum Dornrösch
Zur Kr

eine hochdekorierte Kräuterfee geworden. Sie soll sogar einen großen Namen auf dem Gewürzmarkt haben! Dornröschen hat irgendwann irgendwen geheiratet und müsste ja nun schon 115 Jahre alt sein ...

Beraterin: Ja, da hat das Schicksal Ihnen wohl einen Streich gespielt! Aber zum Glück haben Ihre Eltern Ihnen ja mehrere Optionen vermittelt – und eigene Ideen hatten Sie als kleiner Junge ja auch schon ...

Prinz: Dann werde ich wohl doch Koch. Ja, das ist *die* Idee ...! Aus dem Schloss mache ich ein Schlosshotel – genügend Personal ist ja vorhanden. Und mit der Kräuterfee werde ich Kontakt aufnehmen. Das wird eine hervorragende Küche! Nur mit dem Namen kann ich mich nicht so recht entscheiden: „Zum Dornröschen“ oder „Zur Kräuterfee“ – oder doch besser „Zum edlen Prinzen“?

Dagmar Hosemann

11. Buntkäppchen, Rotwein und das Geheimnis von Hermine Grau

Suchtberatungsstelle der Waldambulanz – Sekretariat und Warteraum

Sabine Schlehenbusch (Sekretärin)

Waltraud Eichenlaub (Suchtberaterin)

Hermine Grau

Waltraud: Sabine, hast du das gehört?

Sabine: Wie bitte, was denn??? Nein, ich habe gerade den Kopfhörer auf. Der Sozialbericht über König Drosselbart muss heute noch fertig werden!

Waltraud: Da war doch etwas im Warteraum, es hat furchtbar gerumpelt.

Sabine: Die Leute lassen dort öfters mal Dinge fallen, du kennst doch unsere Kunden …

Waltraud: Das klang aber anders! Wer ist denn als Nächstes angemeldet?

Sabine: Eine ältere Dame, 73 Jahre alt, ganz aus der Nähe.

Waltraud: Wir schauen jetzt sofort nach …!

(Beide gehen in den Warteraum. Eine ältere Frau liegt am Boden)

Sabine: O je, was ist Ihnen denn passiert? Können Sie uns hören? Haben Sie sich verletzt?

Frau: Hrghmph.

Waltraud: Wie geht es Ihnen, können Sie mit uns sprechen?

Frau: Schhhwindelig – mir ist so schleeecht. Ööörg … örg …

Sabine: O nein, der Teppichboden! Ich hab' ja immer im Team gesagt, wir sollten hier Laminat verlegen …

Waltraud: Sabine!!! Liebe Kollegin, was ist hier jetzt gerade wichtig?

Sabine: Wer muss das denn hinterher wegmachen?

Waltraud: Du weißt, wo du arbeitest, oder? Das kann eben mal passieren. Schau mal jetzt bitte auf diese hilflose Frau. Ich brauche dich gerade hier!

Sabine: Ja, schon gut – tut mir leid. Heute ist nicht mein bester Tag.

Waltraud: Trotzdem, hilf mir mal …

(Die Frau wird auf einen Stuhl gesetzt)

Waltraud: Geht es Ihnen jetzt etwas besser?

Frau: Jaa …

Sabine: Brauchen Sie einen Arzt? Sie sehen gar nicht gut aus im Moment.

Frau: Nein, nein, bitte nicht. Kann ich einen Kaffee bekommen, bitte?

Waltraud: Natürlich, Frau Schlehenbusch, meine Kollegin, wird sich darum kümmern. Mein Name ist Waltraud Eichenlaub. Können Sie sitzen und kurz mit mir reden?

Frau: Es ist mir so peinlich – ich wollte doch nicht … *(schaut auf den Boden)*

Waltraud: Ist schon gut, das passiert manchmal hier. Ich gehe einfach davon aus, das ist ein Teil der Schwierigkeit, die Sie hierhergeführt hat …

Frau: Mir ist so schlecht, alles dreht sich … Ich musste einfach herkommen, aber heute kann ich nicht …

Waltraud: Es war bestimmt eine gute Entscheidung, hierherzukommen, auch wenn es so begonnen hat. Ich denke, dass Sie gut Hilfe gebrauchen könnten.

Frau: Ich kann nicht, mir ist … alles dreht sich noch. Ja, doch, ich wollte hier …

Waltraud: Darüber sollten wir vielleicht ein anderes Mal sprechen. Sie haben ab heute nichts mehr zu verlieren. Das Thema, weswegen Sie hergekommen sind, ist ziemlich deutlich. Und das ist völlig in Ordnung, auch wenn es Ihnen jetzt unangenehm ist.

Frau: Wirklich?

Waltraud: Ja, das ist unser Alltag. Unsere Besucher*innen sind hier, weil sie etwas belastet und wir bieten Hilfestellungen an.

(Sabine reicht eine Tasse Kaffee)

Frau: Dankeschön. Mir ist immer noch schwindelig.

Waltraud: Gut, ich schlage vor, Sie bleiben noch etwas hier sitzen. Wenn Sie sich besser fühlen, können Sie sich, wenn Sie möchten, in der Toilette hier gleich um die Ecke etwas frischmachen. Frau Schlehenbusch ruft Ihnen gerne einen Fahrdienst, der Sie nach Hause bringt und gibt Ihnen auch einen neuen Termin mit.

Frau: Ja. Danke. Ich bin übrigens Hermine Grau, die Großmutter von Rotkäppchen.

Waltraud: Ach gut, dass Sie das jetzt noch sagen. Darüber habe ich in der Zeitung gelesen. Es gab ja diesen Überfall. Wie schlimm! Ein Wunder, dass Sie das überlebt haben.

Frau Grau: Oh ja. Es war furchtbar. Das ist alles so unwirklich ...

Waltraud: Das glaube ich. Alles Weitere besprechen wir gerne beim nächsten Mal. Kann ich Sie jetzt alleine lassen und wir halten es wie besprochen? Der Fahrdienst wird in der nächsten Viertelstunde hier sein.

Frau Grau: Ja. Vielen Dank.

(Etwas später im Sekretariat)

Sabine: Was war denn das jetzt, das hatten wir ja noch nie! Eine alte Frau, die sturzbetrunken im Wartezimmer vom Stuhl fällt und so eine Bescherung anrichtet ...

Waltraud: Hast du dich wieder eingekriegt, Kollegin? Ich helfe dir gleich noch beim Putzen, habe ja jetzt noch etwas Zeit übrig bis zum nächsten Termin ...

Sabine: Ja, schon.

Waltraud: Also, mich hat das gerade ziemlich mitgenommen. Ich konnte ja danach noch ein wenig mit ihr reden. Immerhin ist sie von sich aus gekommen und hat uns dann diese Szene hier präsentiert. Ich habe auch erfahren, dass sie offenbar ziemlich in Not ist. Es war ihr sehr, sehr peinlich. Sie ist übrigens die Großmutter von Rotkäppchen.

Sabine: Ach was – ach nein! Die sind doch beide vor kurzem überfallen worden von diesem hinterlistigen, fiesen Wolf. Das habe ich in der Zeitung gelesen. Dieser ganze Medienrummel. Na ja, sonst passiert ja hier auch nicht allzu viel ... Ich habe mich schon gefragt, wie man das wohl wegsteckt. Das arme Kind, das muss doch ein Trauma gewesen sein!

Waltraud: Und wie war es wohl für die alte Frau? Ich meine, sie war heute hier ...

Sabine: Keine Ahnung, du bist die Fachfrau für solche Dinge.

Waltraud: Okay, wir werden sehen. Ich hole jetzt mal den Eimer ...

Sabine: War das Rotwein?

Waltraud: Ich glaube schon.

Sabine: Na toll ...!

Eine Woche später:

Waltraud: Einen schönen guten Morgen Frau Grau. Schön, dass es mit unserem zweiten Termin geklappt hat! Nehmen Sie doch bitte Platz.

Frau Grau: Dankeschön.

Waltraud: Sie haben es ein zweites Mal geschafft, hierherzukommen. Es scheint Ihnen offenbar eine wichtige Angelegenheit zu sein. Und ich sehe auch, dass es Ihnen heute viel besser geht.

Frau Grau: Ja. Oh, es ist mir soo peinlich, was letzte Woche passiert ist. Ich fühlte mich so erbärmlich danach. So hat mich noch nie jemand gesehen. Und all die Umstände, die ich Ihnen gemacht habe ...

Waltraud: Ich kann mir denken, dass Sie das sehr beschämt hat. Wir hatten jedoch alles schnell wieder gerichtet im Wartezimmer. Und was vielleicht für Sie noch wichtig ist zu wissen: Wir stehen hier alle unter absoluter Schweigepflicht. Niemand wird also jemals von dem Missgeschick erfahren.

Frau Grau: Danke. Das beruhigt mich jetzt doch ein wenig.

Waltraud: Sehr gut. Ich glaube, das Problem, das Sie letzte Woche und heute hergeführt hat, ist ziemlich offensichtlich. Es geht um Alkohol, nicht wahr?

Frau Grau: Ja, das ist schlimm. Und das in meinem Alter ...

Waltraud: Das ist vielleicht nicht so ungewöhnlich, wie Sie annehmen. Wir haben hier einige Besucher*innen im höheren Lebensalter mit diesem Thema. Auch wenn man älter ist, kann es viele Gründe geben, dass Menschen mehr Alkohol konsumieren als ihnen guttut.

Frau Grau: Das wusste ich gar nicht.

Waltraud: Ich sehe, Sie sind heute in einem viel besseren Zustand als letzte Woche. Wir können klar miteinander reden und Sie wirken besorgt, aber ansonsten ganz aufgeräumt. Stimmt das?

Frau Grau: Ja, noch einmal wollte ich das nicht ...

Waltraud: Was hat sich denn verändert in der Zwischenzeit, so dass Sie es heute ein zweites Mal hierhergeschafft haben und das offenbar nüchtern. Haben Sie denn heute Morgen Alkohol getrunken?

Frau Grau: Nein, keinen Schluck, nur gestern Abend eine halbe Flasche Rotwein. Ich war so aufgeregt wegen heute, und danach konnte ich wenigstens einschlafen. Letzte Woche war ich viel aufgeregter, und da habe ich schon morgens getrunken vor dem Termin hier.

Waltraud: Ah, ich verstehe. Sie dachten, der Alkohol könnte Ihre Aufregung dämpfen und Sie beruhigen, ist das so?

Frau Grau: Nun ja, Sie haben es ja gesehen ...

Waltraud: Ja, und vielen Dank, dass Sie so offen mit mir darüber sprechen. Ich verstehe jetzt besser, wie es dazu kommen konnte und wofür der Alkohol nützlich war gestern Abend und letzte Woche. Verstehen Sie, was ich damit meine?

Frau Grau: Ich glaube schon.

Waltraud: Nun noch einmal zurück zu meiner Frage, was hat sich in der letzten Woche geändert, sodass Sie es geschafft haben, heute Morgen hier nüchtern herzukommen?

Frau Grau: Ich weiß nicht recht, Sie und Ihre Kollegin waren so nett und verständnisvoll. Keine Vorwürfe oder bösen Blicke. Da hatte ich heute nicht mehr so viel Angst vor dem Termin.

Waltraud: Das klingt gut. Sie hätten ja auch heute Morgen wieder trinken können, haben es aber nicht getan. Das finde ich stark. Was hat sich denn noch verändert seit letzter Woche?

Frau Grau: Ich war so erschrocken, wie erbärmlich ich mich gemacht habe, dass ich so etwas nie wieder erleben will!

Waltraud: Und hatte das eine Auswirkung auf Ihr Trinkverhalten in der Zwischenzeit?

Frau Grau: Ich habe sonst – oh das ist mir so peinlich – täglich mindestens eine ganze Flasche Rotwein getrunken, meistens abends, aber in den letzten Monaten auch manchmal morgens schon ein oder zwei Gläser. Seit dem Vorfall letzter Woche habe ich nicht mehr als eine halbe Flasche pro Tag getrunken.

Waltraud: Gut! Wie haben Sie das geschafft?

Frau Grau: Ich weiß es gar nicht so genau. Ich habe einfach die Flasche weggestellt, das Glas ausgespült, noch einen Schluck Wasser statt Wein getrunken und mich dann ins Bett gelegt.

Waltraud: Das ist etwas, was Sie jeden Tag geschafft haben?

Frau Grau: Ja, jeden Tag.

Waltraud: Woher haben Sie gewusst, wie Sie das machen können?

Frau Grau: Ich habe es einfach getan. Und wissen Sie, ich habe vor ein paar Wochen einen ganz großen Fehler gemacht, den ich mir nie verzeihen kann. Daran musste ich immerzu denken ...

Waltraud: Möchten Sie mir davon erzählen?

Frau Grau: *(weint)* Das arme Kind, das arme, arme Kind. Und ich bin schuld daran! Es wäre fast gestorben durch meine Schuld ... Das kann ich mir nie verzeihen. Rotkäppchen ist doch mein Ein und Alles auf dieser Welt! Dieses liebe und fröhliche Kind, mein Sonnenschein.

Waltraud: O je, das scheint Sie sehr zu belasten ... Ist dies das erste Mal, dass Sie mit jemandem darüber sprechen? Ich habe in der Zeitung gelesen, was da Schreckliches geschehen ist. Sie sind fast gestorben an diesem Morgen ...

Frau Grau: Um meinetwillen wäre es nicht so schlimm gewesen. Ich bin eine alte Frau und habe mein Leben schon gelebt, aber Rotkäppchen ist doch das Liebste was ich habe auf der Welt, und es ist mir ja auch so herzlich zugetan, das gute Kind. Es hat mich oft besucht. Es ist allein durch den dunklen Wald gegangen, hat mir Wein und Kuchen gebracht und meine Tage mit Fröhlichkeit und Sonnenschein gefüllt.

Waltraud: Nun, Sie sind beide nur knapp mit dem Leben davongekommen. Das ist ein einschneidendes und sehr schlimmes Ereignis im Leben, ganz gleich wie alt man ist, möchte ich noch hinzufügen.

Frau Grau: Und wissen Sie, was das Schlimmste danach war? In den privaten Märchensendern wurde doch tatsächlich behauptet, ich hätte mit dem Jäger zusammen das alles nur inszeniert, sodass er als glorreicher Retter dastehen könnte. Natürlich, man hatte recherchiert. Er hatte halt weniger Jagderfolge und Meldungen in letzter Zeit. Er sieht eben nicht mehr so gut. Aber dann so etwas zu behaupten? Uns wurde sogar eine Affäre angedichtet – und das nur, weil er mich dann und wann besucht und mir einen Fasan mitbringt, falls er mal einen erwischt hat. Das war einfach zu viel!

Waltraud: Möchten Sie die Geschichte ganz in Ruhe aus Ihrer Sicht erzählen?

Frau Grau: Ja. Ich schäme mich so sehr ... Ich habe das noch nie jemandem erzählt. Gut, aber nun bin ich ja hier, aber bitte, Sie dürfen es niemandem erzählen! Und meine Tochter darf das niemals erfahren. Sie würde mir Vorwürfe machen, dass ich Rotkäppchen in Gefahr gebracht hätte und mich eine starrsinnige alte Frau schimpfen. Sie hatte immer schon Bedenken, das Kind allein durch den Wald zu mir zu schicken und ihm jedes Mal allerlei Mahnungen mit auf den Weg gegeben. Sie fand es auch nicht richtig, dass ich alleine in meinem Haus im Wald bleiben wollte und hätte es lieber gesehen, wenn ich zu ihr gezogen wäre. Wir hatten viel Streit deswegen. Eigensinnig und unvernünftig hat sie mich genannt. Wo ich doch nur gerne in meinem geliebten Haus im Wald bleiben wollte, so lange es eben geht. Ich habe so viele Erinnerungen daran, als mein guter Mann und ich das Haus noch bewohnten. Und auch all die Tiere im Wald, den Gesang der Vögel, die Hasen und Rehe auf der Lichtung – das würde ich so sehr vermissen ...

Waltraud: Ja, das sind einige Themen. Vielleicht kommen wir darauf später noch einmal zurück, wenn wir darüber sprechen, wie es weitergehen kann. Und was ist passiert an diesem Morgen?

Frau Grau: In der Zeitung stand, dass der Wolf mich überlisten konnte, weil er sich als Rotkäppchen ausgegeben habe und dass die Tür nicht abgeschlossen gewesen sei. In Wirklichkeit war es aber anders. Ich selbst habe die Tür aufgeschlossen und war zu betrunken gewesen, um zu bemerken, dass es nicht Rotkäppchen war. Seine Stimme hätte ich doch sofort erkannt *(weint)*. Ich mache mir solche Vorwürfe!

Waltraud: Das kann ich gut verstehen. Sie geben sich allein die Schuld für all das, was geschehen ist. Möglicherweise haben Sie einen großen Fehler gemacht, weil der Alkohol Ihre Sinne vernebelt hat an diesem Morgen. Andererseits hatten Sie sich auf Ihr Enkelkind gefreut und hätten ihm die Tür ja sicher nicht verschlossen gehalten?

Frau Grau: O nein, natürlich nicht. Ich hatte erst am nächsten Tag mit seinem Besuch gerechnet. Da wäre mir das auch nicht passiert. Die Tage sind oft so einsam, wissen Sie, wenn ich alleine bin.

Waltraud: Ich verstehe, was Sie bedrückt. Über was sollen wir nun weitersprechen? Darf ich einmal zusammenfassen, was ich gehört habe?

Frau Grau: Ja, ich bin ganz durcheinander.

Waltraud: Da sind einerseits Ihre Schuldgefühle wegen des Überfalls und andererseits das Thema Alkohol und die Folgen davon an jenem Morgen. Dann noch Ihr Trinkverhalten nach diesem Ereignis. Und heute taucht für mich die Frage auf, was möchten Sie und wie soll es weitergehen?

Frau Grau: So viel auf einmal, o je ...

Waltraud: Wir können es gerne zusammen in Ruhe sortieren. Ich helfe Ihnen dabei so gut ich kann, denn ich sehe Ihre Not und denke auch, dass Veränderung möglich ist.

Frau Grau: Glauben Sie wirklich? Was soll ich in meinem Alter noch verändern?

Waltraud: Nun, allein die Tatsache, dass Sie erstens hierhergekommen sind, dass Sie zweitens tatsächlich schon etwas verändert haben seit letzter Woche, und drittens Ihre Liebe zu Rotkäppchen und was Sie dem Kind alles schon Gutes getan haben und noch Gutes tun können, ist doch veränderungswürdig – all das lässt auch hoffen, meine ich.

Frau Grau: Wenn Sie das so sagen ... Finden Sie denn, dass ich eigensinnig und starrköpfig bin?

Waltraud: Ich finde, dass Sie schonungslos ehrlich und sehr fürsorglich sind, und ich finde es auch bemerkenswert, dass Sie so lange wie möglich selbstständig in Ihrer vertrauten Umgebung bleiben möchten. Die Ereignisse der letzten Zeit könnten jedoch darauf hindeuten, dass nun doch Veränderungen anstehen. Die ersten Veränderungen haben Sie selbst bereits in die Hand genommen, indem Sie sich jetzt Hilfe von außen holen und schon selbst etwas an Ihrem Trinkverhalten geändert haben.

Frau Grau: Es muss sein, es muss einfach sein ...

Waltraud: Großartig, dass Sie das so sehen. Andere hätten vielleicht resigniert, die ganze Sache verheimlicht und einfach so weitergemacht wie zuvor. Nach diesem Schock und mit dem schlechten Gewissen danach sich vielleicht sogar mit noch mehr Alkohol vernebelt und betäubt ...

Frau Grau: Nein, ich habe etwas gut zu machen, das bin ich dem Kind schuldig!

Waltraud: Das rührt mich gerade sehr, wenn ich das höre: Ihre große Liebe zu Rotkäppchen gibt Ihnen die Kraft, etwas anders zu machen und in Richtung Zukunft zu denken, trotz allem, was geschehen ist.

Frau Grau: Ich kann es nicht mehr ändern, es ist passiert.

Waltraud: Genau. Die Vergangenheit lässt sich nicht ändern. Meinen Sie vielleicht auch damit, dass Rotkäppchen gerade jetzt eine starke und zuversichtliche Großmutter braucht, damit der Schaden bei Ihnen beiden wieder heilen kann?

Frau Grau: Also, wenn Sie das so sagen ...

Waltraud: Sie haben gerade selbst ganz richtig gesagt, dass Vergangenes sich nicht mehr ändern lässt und ich habe ein wenig weiter in Richtung Zukunft gedacht ...

Frau Grau: Darüber muss ich nachdenken.

Waltraud: Ich habe noch eine weitere Denkaufgabe für Sie: Haben Sie denn eine Idee, wobei der Rotwein Ihnen geholfen hat? Ich meine damit, wie hat es angefangen und wofür war der Wein vielleicht auch eine Lösung?

Frau Grau: Das habe ich mich noch nie gefragt ... Also, ich habe sonst nie übermäßig viel getrunken. Gerne mal ein Gläschen mit meinem Mann damals, aber nie über die Maßen. Im Wald ist es oft einsam, wissen Sie, und die Tage und Abende sind lang, wenn ich keinen Besuch habe. Wenn Rotkäppchen mich besuchte, dann habe ich nichts getrunken. Nun, mit zunehmendem Alter, die Kräfte lassen nach und ich kann schlecht einschlafen. Mit meiner Tochter gab es häufiger Streitigkeiten. Irgendwann habe ich gemerkt, dass der Wein beruhigt und alles ein wenig leichter macht *(seufzt)*. Dann wurde es immer ein bisschen mehr ... Wenn Rotkäppchen mit ihrem Korb dagewesen war, hatte ich Wein im Haus und in der Zwischenzeit, dann bin ich eben in die Fuchs'sche Weinhandlung am Buchenhain gegangen.

Waltraud: Würden Sie mir zustimmen, wenn ich sage, dass Ihre Lösung für einige Themen für Sie irgendwann zu einem Problem wurde? Obwohl ich gerade eine weitere Ausnahme gehört habe: Wenn Rotkäppchen kam, haben Sie nichts getrunken?

Frau Grau: Ja, dann nicht, aber sonst schon. Es wurde ja immer schlimmer bis letzte Woche. Es ist mir immer noch peinlich, aber ich verstehe jetzt ein bisschen mehr, wie es dazu kommen konnte.

Waltraud: Dazu möchte ich Ihnen gratulieren!

Frau Grau: Danke.

Waltraud: Was würde Rotkäppchen sich denn heute von ihrer Großmutter wünschen?

Frau Grau: Das ist eine gute Frage ... Ich weiß nicht recht, ich glaube, es wäre einfach glücklich, wenn wir uns öfter sehen würden. Das Kind hat sich so gefreut, dass ich am Leben geblieben bin und vielleicht gar nicht so sehr die Gefahr gespürt, in der es selbst gewesen ist. Aber das weiß man ja nie bei einem Kind. Also, ich glaube, dass Rotkäppchen jetzt einfach wieder unbeschwert sein möchte.

Waltraud: Und möchten Sie das auch?

Frau Grau: Ja, schon. Ich habe zwar immer noch die Schuldgefühle, aber das nützt ja Rotkäppchen nichts, wenn ich mich gräme. Ich hätte es gerne öfter bei mir.

Waltraud: Was müsste denn geschehen, damit dieser Wunsch in Erfüllung gehen kann?

Frau Grau: *(denkt kurz nach)* Ich müsste mit meiner Tochter reden und vielleicht doch über ihr Angebot noch einmal nachdenken, in die Einliegerwohnung in ihr Haus zu ziehen.

Waltraud: Und gibt es etwas, das vorher noch geschehen müsste, was meinen Sie?

Frau Grau: Wie meinen Sie das?

Waltraud: Wie schätzen Sie das denn ein, schaffen Sie es allein, Ihren Weinkonsum zu reduzieren oder aufzugeben oder brauchen Sie dabei Hilfe?

Frau Grau: Also, wenn ich zu meiner Tochter ziehen würde, dann könnte ich ja so nicht weitermachen ...

Waltraud: Das klingt einleuchtend. Vielleicht ist das auch ein hilfreicher Anreiz für die Zukunft. Ist das der einzige Grund, daran etwas zu ändern?

Frau Grau: Nein, es muss etwas passieren, das war mir vorher schon klar.

Waltraud: Ja, ich habe es auch so wahrgenommen, dass Sie das zu Beginn sagten.

Frau Grau: Ich glaube ... ich schaffe das nicht allein, Unterstützung wäre schon gut.

Waltraud: Ich hätte eine Idee: Wie wäre es mit einem Klinikaufenthalt als Zwischenschritt? Gründe dafür gibt es genug und seien es die traumatischen Ereignisse, die Sie durchmachen mussten. Dort könnten Sie auch an Ihrem Thema mit dem Alkohol arbeiten. All Ihre Anliegen unterliegen auch dort der Schweigepflicht. Es finden auch Familiengespräche statt. Also könnten Sie mit Ihrer Tochter mit fachkundiger Unterstützung über die Zukunft sprechen und Ihre offenen Fragen klären. Ich bin mir fast sicher, dass Ihre Tochter erleichtert wäre, Sie in ihrer Nähe zu wissen, von Rotkäppchen einmal ganz zu schweigen.

Frau Grau: Wirklich, so etwas gibt es? Das wusste ich gar nicht.

Waltraud: Doch, diese Möglichkeit besteht, Frau Grau. Ich glaube, es war wirklich eine gute Idee von Ihnen, dass Sie diesen Weg hierher auf sich genommen haben. Ich bin beeindruckt von Ihrer Klugheit und auch von Ihrer Entschlossenheit, die Dinge anzugehen, die sich als Aufgaben zeigen, anstatt womöglich zu resignieren, nur, weil Sie schon etwas älter sind. Meine Hochachtung dafür. Ich bin mir sicher, Ihre Enkeltochter und Ihre Tochter wären mächtig stolz auf Sie! Was Sie wem von alldem erzählen, das dürfen Sie getrost selbst entscheiden. Ich für meinen Teil bedanke mich für Ihr großes Vertrauen. Wir unterstützen Sie gerne, wenn Sie sich für eine solche Reha-Maßnahme entscheiden möchten. Darüber dürfen Sie gerne bis zu unserem nächsten Termin in Ruhe nachdenken.
Wir haben heute viel besprochen. Machen wir einen nächsten Termin aus?

Frau Grau: Vielen Dank für das Gespräch. Ich hatte solche Angst vorher. Ja, ich würde gerne noch einmal wiederkommen.

Waltraud: In Ordnung. Und was ist jetzt da, anstelle der Angst vor einem Gespräch hier bei uns?

Frau Grau: Ich fühle mich leichter. Ich konnte mich endlich einmal aussprechen und alles loswerden. Ich bin mindestens einen Schritt weiter.

Waltraud: Das ist gut. Bis bald, Frau Grau.

Frau Grau: Ja, bis dann. Auf Wiedersehen.

Hermine Grau kam noch einmal in die Beratungsstelle mit einem Wiesenblumenstrauß als Dankeschön an Waltraud und Sabine. Sie beantragte eine Reha-Maßnahme in einer psychosomatischen Klinik und konnte in der Zwischenzeit ihren Weinkonsum in Grenzen halten. Als der Zeitpunkt des Klinikaufenthaltes und der Abschied vom Wald näher rückten, hatte sie zwei Tage zuvor einen „Rückfall" und trank zwei Flaschen Wein am Abend. Einen Tag danach rief sie in der Beratungsstelle bei Frau Eichenlaub an und konnte nach dem Telefonat wieder realisieren, wie gut sie es bis dahin schon geschafft hatte, ihren Alkoholkonsum einzuschränken. Sie ging in die Klinik wie geplant und zog danach zu ihrer Tochter und Rotkäppchen. In der darauffolgenden Zeit bemerkte sie zunehmend, dass der

Rotwein in ihrem neuen Leben keinen rechten Platz mehr fand, denn mit der neuen Umgebung hatten sich manche Gründe für den Konsum schlicht erübrigt. Und wenn jemand ihr einmal ein Gläschen anbot, dann sagte sie fortan verschmitzt: „Ach danke, lass mal, ich werde neuerdings immer so schläfrig davon …" Auch die Schuldgefühle ließen nach, denn sie hatte sich vorgenommen, so gut sie es konnte, ihren Fehler wiedergutzumachen, anstatt sich unnötig zu grämen. Über das Geheimnis des besagten Morgens verlor sie nie wieder ein Wort. Sie hatte nämlich in etlichen Gruppentherapiesitzungen mühsam gelernt, sich selbst zu verzeihen. Und das war am Ende das Allerwichtigste für sie gewesen.

Als Rotkäppchen eines Tages davon erzählte, dass die Mädchen in ihrer Klasse mehr über den Wolf wissen wollten und meinten, es könne wohl an ihrem roten Käppchen gelegen haben, dass sie überfallen worden war, da hatte Hermine Grau eine Idee: Sie besorgte eine Menge bunter Stoffe und kochte einen großen Topf Kakao. Dann lud sie die Mädchen der Klasse in das Haus der Tochter ein, sprach mit ihnen über Wölfe und Überfälle und lehrte sie die alte Kunst, Mützen in jeglichen Lieblingsfarben und allerlei kunstvolle Kopfbedeckungen zu nähen.

Thorsten Wege

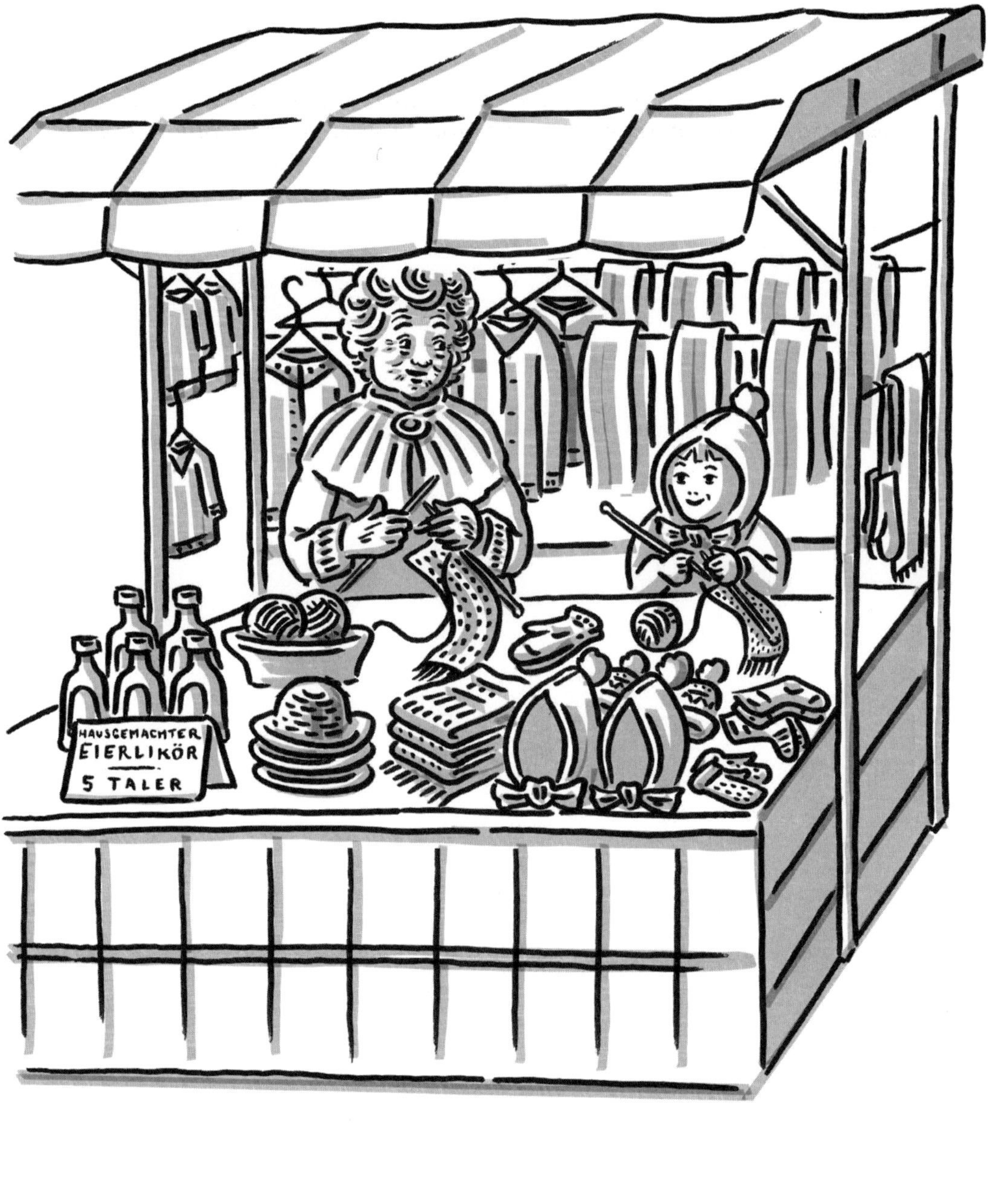
HAUSGEMACHTER
EIERLIKÖR
5 TALER

12. Feldsalat im Eltern-Kind-Hofgut

„... und ritsch, ratsch, waren sie abgeschnitten, und die schönen Flechten lagen auf der Erde. Und sie war so unbarmherzig, daß sie die arme Rapunzel in eine Wüstenei brachte, wo sie in großem Jammer und Elend leben mußte.“
(Grimms Märchen 1976, S. 52)

Die Besuche des Prinzen im Turm waren indessen nicht folgenlos geblieben. Rapunzel trauerte um ihren verlorenen Prinzen, lebte in großer Armut, und die Zwillinge forderten ihre ganze Kraft.

In der Gegenwart könnte die Geschichte einer alleinerziehenden, überforderten minderjährigen Mutter etwa so weitergehen:

Eines Abends als die Kinder schliefen, zog sie sich um, schminkte sich und ging in eine Diskothek, um ihren anstrengenden Alltag für eine Weile zu vergessen. Sie tanzte die halbe Nacht, vergaß die Zeit, und als sie zurückkehrte, waren ihre Kinder fort. Nachbarn hatten das Schreien der Säuglinge gehört, die Polizei verständigt, und das Jugendamt veranlasste umgehend eine Inobhutnahme in eine Bereitschaftspflegestelle. Am nächsten Tag hatte die junge Mutter einen Termin beim örtlichen Jugendamt und wurde hierbei vor die Wahl gestellt: Ein modernes, ländlich gelegenes Eltern-Kind-Hofgut oder die Unterbringung der Zwillinge in einer Pflegefamilie, bis sich die Lebensverhältnisse der jungen Mutter stabilisiert haben würden.

Nach einigem Zögern entschied sie sich zwei Tage später für das ihr angebotene unverbindliche Kennenlerngespräch auf dem Hofgut. Sie erscheint dort 25 Minuten später als vereinbart.

Inge Müller: Hallo, ich bin Frau Müller und eine der Sozialarbeiterinnen hier auf dem Gut. Wir sind für heute für ein Gespräch verabredet. Es ist schön, dass Sie gekommen sind. Oder darf ich „Du“ sagen, was ist Ihnen lieber?

Rapunzel: Ist mir egal. Ich heiße Rapunzel.

Inge Müller: In Ordnung, bei uns sagt man eher „Du“. Ich bin dann auch die Inge. Dann komm doch herein, Rapunzel, und such dir einen Platz aus. Möchtest du etwas trinken?

Rapunzel: Nein.

Inge Müller: Ich merke, du bist angespannt. Magst du mir erzählen, wieso du heute hier bist?

Rapunzel: *(sieht zu Boden und schweigt)*

Inge Müller: Du möchtest nichts weiter sagen, so wie es aussieht?

Rapunzel: *(schweigt)*

Inge Müller: *(nach ca. einer Minute)* Vielleicht kennst du das Sprichwort „Reden ist Silber, Schweigen ist Gold“. Wenn du dich also lieber für „Gold“ entscheidest, dann hat das bestimmt einen Sinn, nehme ich an?

Rapunzel: *(sieht kurz auf)*

Inge Müller: Ich denke einfach mal laut: „Alles, was Sie jetzt sagen, kann gegen Sie verwendet werden“, sowas kennt man ja. Vielleicht möchte diese junge Frau nichts sagen, damit ich nichts gegen sie sagen kann. Möglicherweise hat sie auch schlechte Erfahrungen gemacht. Das wäre auch ein guter Grund zu schweigen.

Rapunzel: *(schweigt, schaut kurz auf)*

Inge Müller: Vielleicht denkt Rapunzel auch: Ob die mir wohl helfen könnte, etwas anders zu machen – anders als die Leute, mit denen ich es vorher zu tun hatte?

Rapunzel: *(sieht zu Frau Müller)*

Inge Müller: Und ich denke dann: Wenn sie es mir sagen könnte – das wäre eine große Hilfe für mich ...

Rapunzel: Ich habe überhaupt nichts gemacht, die übertreiben alle mega, Sie verstehen das überhaupt nicht! Keiner versteht mich! *(sieht starr zu Boden)*

Inge Müller: Vielleicht kannst du mir helfen zu verstehen, was passiert ist?

Rapunzel: Keine Ahnung. Mir doch egal ...

Inge Müller: Hm! Wenn etwas egal ist, dann tut man meistens auch nichts. Aber du bist heute hierhergekommen – hättest dich vermutlich auch einfach dagegen entscheiden können ...

Rapunzel: Niemand versteht mich.

Inge Müller: Ich kann mir gut vorstellen, dass du vorsichtig und skeptisch bist. Das ist bestimmt klug aus deiner Sicht.

Rapunzel: Meinen Sie das wirklich?

Inge Müller: Wenn ich dich duze, kannst du auch „du" zu mir sagen und ja, das meine ich wirklich. Dass du heute hier bist, ist tatsächlich keine Alltagssituation, und wir würden uns wohl nicht kennen lernen, wenn es nicht eine Geschichte dahinter gäbe, oder was meinst du?

Rapunzel: Ja, stimmt.

Inge Müller: Ich finde übrigens, du hast einen außergewöhnlichen und seltenen Namen ...

Rapunzel: Ja, den haben meine richtigen Eltern mir gegeben, ich mag gerne so genannt werden.

Inge Müller: Das klingt gut. Magst du mir jetzt helfen zu verstehen, was passiert ist? Also deinen Teil der Geschichte, meine ich.

Rapunzel: Na gut, auch wenn ich nicht glaube, dass ... *(seufzt, verdreht die Augen)*

Inge Müller: In Ordnung. Wenn etwas hier für dich in eine falsche Richtung läuft, dann bitte gleich protestieren, denn wir lernen uns gerade erst kennen, und ich möchte, dass unser Gespräch so hilfreich wie möglich für dich ist. Einverstanden?

Rapunzel: Ja, okay.

Inge Müller: Erzähl mal aus deiner Sicht, was ist denn genau passiert?

Rapunzel: Diese bescheuerten Nachbarn haben halt die Polizei gerufen, nur weil meine Kinder ein bisschen geweint haben. Die haben geschlafen, als ich abends kurz weg bin. Die schlafen immer durch, da habe ich doch drauf geachtet. Ich wollte einfach mal raus, einfach mal wieder Spaß haben. Dann habe ich nicht auf die Uhr geguckt, die Zeit vergessen, und es war auch so toll, mal wieder zu tanzen ...

Inge Müller: Das ist natürlich blöd gelaufen.

Rapunzel: Deswegen muss man ja nicht gleich die Bullen rufen. Total übertrieben!

Inge Müller: Deine Zwillinge sind vier Monate alt, richtig?

Rapunzel: Richtig.

Inge Müller: Und es ist dir nur einmal passiert, dass du schwach geworden bist?

Rapunzel: Ja, nur dieses eine Mal.

Inge Müller: Das ist wirklich bemerkenswert, Rapunzel. Viele Alleinerziehende schaffen das nicht so leicht, so lange stark zu bleiben. Und du hast sogar Zwillinge, das stelle ich mir noch anstrengender vor.

Rapunzel: *(sieht verwundert auf)* Ich liebe meine Kinder! Sie haben doch nur mich. Ich wollte halt nur einmal was für mich.

Inge Müller: Ich frage mich gerade, wie du es geschafft hast, nur dieses eine Mal eine Auszeit zu wollen?

Rapunzel: Na ja, ich hatte es früher nicht so leicht und ich will, dass meine Kinder sowas niemals erleben müssen.

Inge Müller: Was hast du denn früher erlebt, was du deinen Kindern ersparen möchtest?

Rapunzel: Meine Eltern haben einen großen Fehler gemacht und mich als Baby weggegeben, nur weil meine Mutter nicht von diesem Zeug lassen konnte, und mein Vater hat sich dann von dieser komischen Tante einwickeln lassen, die sich als Erzieherin ausgegeben hat. Also, bei der bin ich aufgewachsen. Meine Eltern habe ich nicht gekannt. Und später, als ich so 12 war, hat mich diese Frau öfters eingesperrt.

Inge Müller: Eingesperrt? Wie meinst du das?

Rapunzel: Na ja, ich durfte alleine nirgendwo hin. Und wenn sie weggegangen ist, hat sie mich eingeschlossen. Ich durfte auch auf keine Party oder zu Freundinnen.

Inge Müller: Oh, das ist natürlich hart, du meine Güte! Wie hast du dich denn damals in dieser Situation gefühlt?

Rapunzel: Es war unfair und gemein! Ich konnte nicht bei meinen Eltern sein und war oft gefangen und einsam. Der einzige Lichtblick war mein heimlicher Freund.

Inge Müller: Und du möchtest nicht, dass deine Kinder getrennt von dir aufwachsen?

Rapunzel: Natürlich nicht, ich will ja eine gute Mutter für sie sein.

Inge Müller: Welche Wahlmöglichkeiten hat das Jugendamt dir denn gestellt?

Rapunzel: Entweder meine Kinder kommen in eine Pflegefamilie oder ich gehe mit ihnen auf den Hof hier. Außerdem soll ich noch Drogentests machen.

Inge Müller: Und du möchtest deine Kinder nicht hergeben, auch wenn Sie bei Pflegeeltern gut versorgt wären?

Rapunzel: Nein, auf gar keinen Fall, ich will, dass sie bei mir bleiben!

Inge Müller: Was müsste denn passieren, dass sie bei dir bleiben?

Rapunzel: Ich müsste wohl mit ihnen hier bleiben einige Zeit.

Inge Müller: Das würdest du also tun, wenn man dir die Wahl lässt?

Rapunzel: Aber nur unter der Bedingung, dass ich keine blöden Drogenkontrollen machen muss. Ich brauche ab und zu ein bisschen Gras, das ist doch nichts Schlimmes! Das macht doch jeder mal, oder?

Inge Müller: Wofür brauchst du denn das Gras ab und zu?

Rapunzel: Weil ich dann runterkommen kann. Es ist manchmal so schwer ... Außerdem konnte ich ein paar von den Pflanzen züchten, später was davon verkaufen und trotzdem zu Hause bei den Kindern bleiben. So hatten wir auch etwas mehr Geld zum Leben.

Inge Müller: Ah, ich verstehe. Was würdest du sagen, ist manchmal so schwer, dass du nicht runterkommen kannst ohne Gras?

Rapunzel: Na alles: Haushalt, Kinder, mein Freund hat sich aus dem Staub gemacht, kein Geld, einfach alles ...!

Inge Müller: Ja, das ist wirklich hart, meine Güte ...

Rapunzel: Ich will das alles so nicht mehr, aber hier würde ich mich eingesperrt fühlen und kontrolliert und überhaupt – ich will das ganz alleine schaffen!

Inge Müller: Rapunzel, ich verstehe deinen Wunsch, alleine etwas schaffen zu wollen, sehr gut. Du bist eine junge, fast erwachsene Frau, du hast zwei Kinder, warst lange eingesperrt und deine Pflegemutter hat es weiß Gott nicht gut mir dir gemeint, soviel ist klar.

Rapunzel: Diese Hexe! Ich will nie wieder eingesperrt werden von irgendwem!

Inge Müller: Das hast du sehr klar gemacht. Schau, so schlimm sind wir hier nicht. Hier gibt es keine Türen, die von außen verschlossen werden. Es gibt Gemeinschaftsräume für alle und du hättest auch deinen eigenen Bereich mit deinen Kindern zum Wohnen.

Rapunzel: Aha. Hm! *(denkt nach, entspannt sich körperlich etwas)*

Inge Müller: Ich möchte dich noch etwas fragen: Du hast eben gesagt, du möchtest, dass deine Kinder es besser haben als du früher. Was würden denn deine Kinder sagen, wenn sie jetzt hier wären und schon sprechen könnten?

Rapunzel: Na ja, sie würden wohl sagen, dass sie bei mir bleiben wollen und dass ich kein Gras mehr rauchen soll.

Inge Müller: Und wie könnte das geschehen, was meinst du?

Rapunzel: Ich müsste nicht mehr so gestresst sein oder irgendwie einen anderen Weg finden, wenn es mir zu viel wird.

Inge Müller: Würdest du dir zutrauen, andere Möglichkeiten zu finden?

Rapunzel: Ich weiß nicht so richtig.

Inge Müller: Sagen wir mal auf einer Skala von 1 bis 10 ... 1 wäre fast kein Zutrauen und 10 volles Zutrauen, wo würdest du dich da momentan einordnen?

Rapunzel: Hm! So eine 4 ungefähr ...

Inge Müller: Das ist schon ziemlich gut. Wieso eine 4?

Rapunzel: Ich will eine gute Mutter sein. Ich liebe meine beiden Kleinen und will sie aufwachsen sehen. Sie sollen nicht wegkommen und sich so fühlen wie ich damals. Ich muss das wohl oder übel durchziehen.

Inge Müller: Ich finde das wirklich gut, Rapunzel. Du zeigst mir gerade, dass du auch an andere denkst, bevor du an dich denkst. Das ist eine Eigenschaft, die nicht jeder Mensch hat.

Rapunzel: Danke, das hätte ich gerne mal von der bescheuerten sogenannten Pflegemutter gehört. Sie war wie eine Hexe, hat mich schikaniert, wo sie nur konnte, mir nie was zugetraut, und sie hat meinen Freund vergrault!

Inge Müller: Ich kann dir versichern, dass dieses Hofgut kein Gefängnis ist. Der Aufenthalt ist freiwillig und niemand wird hier festgehalten und schon gar nicht eingesperrt. Hier leben auch noch andere Mütter mit ihren Kindern. Sogar ein junger Vater ist hier. Seine Freundin ist bei der Geburt gestorben, und er ist danach nicht mehr alleine klargekommen.

Rapunzel: Ach, der hat es sicher auch schwer ...

Inge Müller: Ja, das stimmt. Wenn du möchtest, kannst du auch ein anderes Mal mit ein paar Leuten, die hier wohnen, selber sprechen, wenn dir dies bei deiner Entscheidung hilft. Um die Drogentests wirst du allerdings nicht herumkommen, das ist einfach eine Sicherheitsmaßnahme, damit den Kindern nichts zustößt, falls die Eltern vernebelt sind. Oft ist es aber so, dass der Stress hier ziemlich schnell und spürbar nachlässt, weil wir euch unterstützen bei der Betreuung. Es gibt dann auch mal Zeiten zum Runterkommen. Da helfen sich die Bewohner*innen untereinander und passen mal auf die Kleinen auf. Und wenn es jemand nicht alleine schafft, ohne Drogen klarzukommen, dann vermitteln wir auch Hilfen dazu, und man fliegt deswegen nicht sofort hier raus. Wenn du es möchtest, würden wir dir auch dabei helfen, deine Eltern zu finden. Sie wissen wahrscheinlich nicht, dass du noch lebst und dass sie zwei Enkelkinder haben. Du darfst ganz allein entscheiden, ob du das möchtest.

Rapunzel: Hm, doch nicht ganz so schlimm, wie ich gedacht hatte ...

Frau Müller: Wie ist es mit deiner anfänglichen Skepsis jetzt gerade in unserem Gespräch?

Rapunzel: Besser.

Frau Müller: Gut. Wenn du einverstanden bist, machen wir hier vorläufig einen Punkt. Ich würde dir jetzt gerne noch den Hof zeigen, und wenn du noch Fragen hast, erkläre ich dir noch das eine oder andere. Du meldest dich dann bitte bis Ende nächster Woche, wie du dich entschieden hast. So lange könnten wir hier einen Platz für dich freihalten. Ist das in Ordnung so?

Rapunzel: Ja, okay.

Rapunzel zog mit ihren Zwillingen auf das Hofgut. Dort blieb sie eine Weile und lebte sich gut ein. Die Sozialarbeiterinnen nannte sie im Spaß „Hexen". Und immer dann, wenn Feldsalat, auch bekannt als „Rapunzel", auf dem großen Esstisch stand, gab es viel Heiterkeit und Gelächter.

„Der Königssohn geriet außer sich vor Schmerz, und in der Verzweiflung sprang er den Turm herab: das Leben brachte er davon, aber die Dornen, in die er fiel,

zerstachen ihm die Augen. Da irrte er blind im Walde umher, aß nichts als Wurzeln und Beeren, und tat nichts als jammern und weinen über den Verlust seiner liebsten Frau. So wanderte er einige Jahre im Elend umher und geriet endlich in die Wüstenei, wo Rapunzel mit den Zwillingen, die sie geboren hatte, einem Knaben und Mädchen, kümmerlich lebte. Er vernahm eine Stimme, und sie deuchte ihn so bekannt. Da ging er darauf zu, und wie er herankam, erkannte ihn Rapunzel und fiel ihm um den Hals und weinte. Zwei von ihren Tränen aber benetzten seine Augen, da wurden sie wieder klar, und er konnte damit sehen wie sonst. Er führte sie in sein Reich, wo er mit Freude empfangen ward, und sie lebten noch lange glücklich und vergnügt." *(Grimms Märchen 1976, S. 52–53)*

Der gute Ausgang der Geschichte ist bereits Geschichte. Nicht geschrieben steht, dass die junge Königin in ihrem Reich etliche Hofgüter hat erbauen lassen, in welchen Menschen in Not Obdach und Arbeit in den Gärten fanden. Und aus Dankbarkeit gaben sie dem Feldsalat, den sie anbauten, den Namen ihrer gütigen Königin.

Thorsten Wege

13. Zuckerguss und Tränen – Verzweiflung und Mut sind wie Geschwister

Das bekannte „Beratungsinstitut für Feen, Fabelwesen und andere Märchenbewohner"

Beratungs-Fee: Hallo Gretel. Was führt Dich zu mir, liebes Kind?

Gretel: Oh gute Fee, du glaubst es nicht, was mir Schreckliches passiert ist! Meine Eltern haben mich und meinen Bruder verstoßen. Sie haben uns im Wald ausgesetzt und sind einfach gegangen! Wir mussten gaaanz alleine durch den dunklen, bösen Wald irren. Wir wussten, was sie vorhatten und haben extra Brotkrümel gestreut, um den Weg zurückzufinden. Doch die dummen Vögel haben alles gefressen. Dann wussten wir nicht mehr wohin ... Es war soo schrecklich, und wir hatten solche Angst! Tagelang sind wir im Wald herumgeirrt. Dann plötzlich haben wir das schöne, leckere Haus gesehen. Es war aus Lebkuchen und köstlichem Zuckerguss, die Fenster waren aus Fruchtgummi und die Türen unheimlich knusprig. Wir waren so hungrig und haben ein bisschen davon genascht. Und dann kam diese alte Frau. Zuerst hatten wir Angst, doch sie war so nett und freundlich zu uns. Sie gab uns etwas zu Essen und zum Anziehen und wir haben ihr bei der Hausarbeit geholfen. Sie hat uns sogar zum Übernachten eingeladen. Doch o weh, gute Fee – du glaubst nicht, wie schlimm der nächste Morgen war ... Ich habe schrecklich geweint! Mein Bruder, der arme Hänsel, er saß gefesselt im Käfig und oh, oh, die Frau ist eine böse Hexe! Sie zwang ihn zu essen – sie will ihn mästen. Du musst mir helfen! Du musst mir einfach helfen! Du kannst es doch?!

Fee: Liebste Gretel, ich bin beeindruckt wie detailliert du das alles schildern kannst. Einerseits würde ich gern noch mehr darüber erfahren, andererseits überlege ich mir, was du noch tun könntest, um aus dieser Situation herauszukommen. Du hast es ja schon geschafft, hierher zu kommen. Was sollen wir jetzt zuerst besprechen?

Gretel: *(klagt weiter)* O Fee, o gute Fee, das weiß ich nicht – es ist alles so schrecklich! Mein armer, armer Bruder ... Er ist in Gefahr und merkt es nicht einmal!

Fee: Ich kann verstehen, dass dich diese Situation so hilflos macht und ich sehe auch, wie sehr sie dich belastet. Vielleicht sollten wir uns doch noch einmal einiges genauer anschauen, um herauszufinden, was du in dieser Situation tun könntest.

Gretel: Wie kann ich da schon etwas tun? Ich kann gegen diese Hexe doch nichts ausrichten!

Fee: Mich würde interessieren, was du bisher schon unternommen hast?

Gretel: Na ja, was sollte ich denn schon unternommen haben? Es ist einfach zu schrecklich, der arme Hänsel wird gemästet. Er ist ja auch noch in diesem Käfig gefangen.

Fee: Kannst du mir erzählen, wie du es geschafft hast, dich von der Hexe zu befreien?

Gretel: Also, ich hab' mich rausgeschlichen als sie schlief. Du musst wissen, sie ist nicht mehr die Jüngste, sie hört und sieht nicht mehr so gut ...

Fee: Ich finde es sehr mutig von dir, dass du dich das getraut hast, obwohl du solche Angst hattest. Was hast du noch getan, um deinem Bruder zu helfen?

Gretel: Wie kann ich ihm denn schon groß helfen? Der arme Dummkopf isst ja einfach alles, was die Hexe ihm vorsetzt. Ich hab' ihn jetzt erst einmal auf Diät gesetzt und ihm gesagt, dass er der Hexe immer nur einen dünnen Knochen raushalten soll, wenn sie an seinem Finger prüfen will, ob er schon fett genug ist.

Fee: Gretel, ich bin beeindruckt von deinem Ideenreichtum! Das ist eine große Leistung, in einer solch schwierigen und Angst einflößenden Situation so zu handeln. Hierfür möchte ich dich noch einmal besonders loben!

Gretel: *(verlegen)* Danke.

Fee: Gretel, ich möchte dich bitten, dir einmal vorzustellen, dass heute Nacht, während Du schläfst, ein Wunder geschieht. Dies bekommst du jedoch nicht mit, weil du tief und fest schläfst. Am nächsten Morgen, wenn du aufwachst, ist dein Problem gelöst! Woran würdest du dies zuerst bemerken?

Gretel: Na, das ist ja ganz klar! Ich wäre mit meinem Bruder zu Hause bei unseren Eltern. Wir würden gemeinsam frühstücken und den Tag beginnen. Und die böse Hexe wäre vernichtet. Und meine Eltern hätten so viel Geld, dass wir nie mehr hungern und nicht mehr so viel arbeiten müssten.

Fee: Wer würde als Nächstes bemerken, dass das Wunder geschehen ist?

Gretel: Nach mir, oder was? Ist doch klar – mein Bruder. Der wäre dann ja nicht mehr eingesperrt ... und auch nicht mehr so dick!

Fee: Was wäre in dem Wunder geschehen, sodass dein Bruder frei wäre?

Gretel: Puh, das ist eine sehr, sehr schwere Frage. Ich glaube, am besten wäre es, wenn du die Hexe einfach weggezaubert hättest, dann wären wir beide endlich frei und könnten mit unseren Eltern in dem schönen Häuschen wohnen.

Fee: Liebste Gretel, ich danke dir für dein Vertrauen, das du mir schenkst. Auch Feen sind Grenzen gesetzt, wenn andere Zaubermächte mit im Spiel sind. Ich frage mich gerade, was du in dieser Situation noch tun könntest?

Gretel: Ich??? Das kann ich mir nicht vorstellen, die böse Hexe noch einmal zu überlisten. Und was kann ich armes Kind schon gegen diese Hexe ausrichten? Ich hab' doch keine Zauberkräfte! Mein armer, armer Bruder, er soll verspeist werden, wie schrecklich ...! Und ich wohl auch, denn ich soll immer schauen, ob der Ofen gut geheizt ist. Was kann ich nur machen? Was kann ich nur tun? Ich kann sie ja schlecht selbst in den Ofen schieben ... Ups?!

Autorin o. N., s. Vorwort

14. Die Verwandlung des Herrn Stilz

„Das hat dir der Teufel gesagt, das hat dir der Teufel gesagt", schrie das Männlein und stieß mit dem rechten Fuß vor Zorn so tief in die Erde, daß es bis an den Leib hineinfuhr, dann packte es in seiner Wut den linken Fuß mit beiden Händen und riß sich selbst mitten entzwei. *(Grimms Märchen 1976, S. 211)*

Wir befinden uns auf der psychiatrischen Akutstation der Buchenklinik. Das Gespräch führt die diensthabende Ärztin, Frau Dr. Armbruster. Der Patient ist ein kleiner, etwas untersetzter Mann mit hochrotem Gesicht. Sein geschätztes Alter ist etwa Mitte vierzig.

Patient: Freiheitsberaubung ist das!!! Was soll ich hier? Wer gibt Ihnen das Recht, mich hier einzuliefern und festzuhalten, hä??? Ich bin doch nicht verrückt!!! Scheiß Überwachungsstaat, ich hab's ja schon immer geahnt. Augen überall ... Unschuldige Menschen beseitigen ... In diesem Königreich ist nichts, wie es scheint! Ich will hier raaauus!!!

Dr. Armbruster: *(schweigt)*

Patient: Nun sagen Sie doch endlich was, Sie Weißkittel! Verdammt nochmal, Sie stecken doch auch mit denen unter einer Decke!

Dr. Armbruster: *(schweigt)*

Patient: Jetzt reden Sie endlich mal mit mir, das ist doch nicht normal!

Dr. Armbruster: Ich bin mir nicht sicher, ob wir reden können. Sie sind nicht freiwillig hier und fühlen sich unmenschlich und ungerecht behandelt, nicht wahr?

Patient: Ha, ha. Gut erkannt, Frau Doktor Sowieso. Und – hätten Sie auch schon eine schöne Diagnose, um mich hier auf ewig verschwinden zu lassen?

Dr. Armbruster: Nein, eine Diagnose habe ich nicht. Ich habe jedoch gerade eine Befürchtung gehört, dass Sie annehmen, man wolle Sie verschwinden lassen. Würde denn jemand Ihr Verschwinden bemerken, ich meine, gibt es Angehörige oder nahestehende Menschen, die wir verständigen sollen?

Patient: Nein, ich kam immer gut alleine klar. Diese Ermittlungsfragen!!!

Dr. Armbruster: In Ordnung. So war es nicht gemeint. Nicht alle Menschen leben so autonom und auf sich gestellt, deswegen habe ich aus Routine nachgefragt, denn

Angehörige und Freunde würden sich ja verständlicherweise Sorgen machen. Angenommen, jemand aus Ihrem Umfeld würde plötzlich verschwinden, wie würden Sie das empfinden?

Patient: Ja, ja, schon gut. Ich lebe ganz allein.

Dr. Armbruster: Also, ich möchte mich Ihnen zuerst einmal vorstellen. Ich bin Dr. Armbruster und heute zuständig für die Aufnahmen in unsere Buchenklinik. Ich möchte gerne ein Gespräch mit Ihnen führen, um die ganze Situation etwas zu klären und um mit Ihnen gemeinsam darüber nachzudenken, wie es weitergehen kann.
Ich kann nachvollziehen, dass Sie jetzt sehr aufgebracht sind. Das ist nur zu verständlich in Ihrer Situation. Wissen Sie denn, warum man Sie hierhergebracht hat, wie erklären Sie sich das?

Patient: Neeiiin. Dahinter steckt ein Geheimdienst!

Dr. Armbruster: Und was glauben Sie wie es kommt, dass ein Geheimdienst speziell Sie im Visier hat?

Patient: Also hören Sie mal, woher soll ich das denn wissen, ich habe bisher ein unbescholtenes Leben geführt! Was steht denn da in Ihrer Akte? Sie wissen doch mehr als ich, stimmt's?

Dr. Armbruster: Ich bin nicht Ihr Feind, das möchte ich betonen. Ich bin Ärztin in dieser Klinik und ich respektiere Ihre Skepsis. Darf ich nach Ihrem Namen fragen, damit ich Sie ansprechen kann, der steht nämlich noch nicht in den Unterlagen ...?

Patient: Auf gar keinen Fall!!! Ich muss anonym bleiben. Niemand darf meinen Namen jemals erfahren! Und das hier ist eine Klinik des Geheimdienstes, da bin ich mir sicher ...

Dr. Armbruster: Sie scheinen fest davon überzeugt zu sein, so klingt es. Ich hätte Sie gerne mit Ihrem Namen angesprochen. Hier steht, dass Sie wegen möglicher Fremdgefährdung eingeliefert wurden. Auch, dass Sie großen Widerstand bei der Festnahme geleistet hätten, sodass man Sie hierhergebracht hat, statt in Untersuchungshaft in den Kerker. Wie ist denn Ihre Sicht dazu?

Patient: Waaas? Und was noch? Wen sollte ich denn gefährdet haben?

Dr. Armbruster: Hier ist die Rede von einem Kind. Und noch genauer: dem Kind der Königin.

Patient: Oooh, Spione überall ...

Dr. Armbruster: Ich verstehe nicht ganz, was Sie meinen?

Patient: Nur, weil ich um ein Feuer getanzt habe???

Dr. Armbruster: Nun, das ist eigentlich nichts Ungewöhnliches und Brauch in vielen Kulturen der Welt ...

Patient: Was sollen diese Fragen?

Dr. Armbruster: Ich nehme an, Sie hatten einen guten Grund, um das Feuer zu tanzen? Ich meine, ein Tanz um ein Feuer ... Da kann ich mir vorstellen, dass es dafür einen Anlass gab – ein Ritus, Beschwörung, Freude – was auch immer ...?

Patient: Ja, ja, denken Sie nur ... Ich sag' jetzt nichts mehr!

Dr. Armbruster: „Heute back' ich, morgen brau' ich ...", so steht es hier in dem Bericht.

Patient: Aaahh, Spione – ich habe es gewusst!!! Wenn sie herausgefunden hätte, wie ich heiße, dann hätte ich niemals, niieemals das Kind bekommen!

Dr. Armbruster: Es ging um ein Kind?

Patient: Zuerst nicht, aber dann schon ...

Dr. Armbruster: Aha, dahinter verbirgt sich offenbar mehr – es klingt jetzt so, als hätte es irgendeine Abmachung gegeben, an der Sie nicht unbeteiligt waren, ist das richtig?

Patient: Ja, puuhh... Jetzt ist sowieso alles egal. Ich bin hintergangen worden!

Dr. Armbruster: Sie hatten sich zuvor sicher gefühlt, verstehe ich das richtig?

Patient: Ja – verdammt! Ich hatte ihr schon zweimal geholfen, Stroh zu Gold zu spinnen und als letzten Preis versprach sie mir schließlich das Kind. Sie war wirklich verzweifelt, das arme, dumme Ding. Aber sie wurde Königin mit meiner Hilfe. Dann fing sie plötzlich an zu verhandeln, Namen raten und so weiter ... Ich hatte sie wohl unterschätzt, denn mit meinem richtigen Namen wäre der ganze Deal am Ende dahin gewesen. Dafür könnte ich mich stundenlang ohrfeigen! Wie konnte ich nur so dumm sein?! Und das in einem Überwachungsstaat ... Ohren überall. Ich bin erledigt!!!

Dr. Armbruster: Kein Kind, keine vereinbarte Gegenleistung also, und jetzt sind Sie hier in dieser Klinik. Ganz schön ernüchternd, wenn ich mir diese Zusammenfassung erlauben darf.

Patient: Was Sie nicht sagen ... Ich will hier raus!!!

Dr. Armbruster: Das habe ich gehört und verstanden. Und ich vermute, es muss kränkend gewesen sein, dass Ihr Plan nicht aufgegangen ist und von außen eingegriffen wurde, als klar war, dass ein Kind in Gefahr ist.

Patient: Waas, auf wessen Seite sind Sie denn?! Ich hätte dem Kind schon nichts angetan.

Dr. Armbruster: Das mag durchaus so sein. Ich kann und möchte das Kinderschutzthema allerdings nicht ganz ignorieren. Und ein geliebtes Kind herzugeben, was bedeutet das wohl für eine Mutter? Jetzt nur einmal angenommen, die junge Königin wäre noch klüger gewesen, ihr Überwachungsstaat hätte noch perfekter funktioniert und sie hätte am Ende den wahren Namen ihres Herausforderers herausgefunden ... Was wäre wohl dann passiert?
Stellen Sie sich die Situation einfach einmal ganz realistisch vor. Wie hätten Sie reagiert?

Patient: Soll das ein Trick sein, um mich hierzubehalten?

Dr. Armbruster: Nein. Ganz und gar nicht. Ich bin grundsätzlich auf der Seite meiner Patienten. Ich vermute, Sie hatten gute Gründe, so zu handeln, obwohl es von außen wie ein Entführungsversuch aussieht. Das ist illegal, vermutlich wissen Sie das selbst. Ich möchte den Sinn dahinter gerne verstehen. Zu urteilen, ist übrigens nicht meine Aufgabe hier. Das ist Sache der Gerichte.

Patient: Aha.

Dr. Armbruster: Betrachten Sie es meinetwegen als eine Art Selbsttest. Stellen Sie sich die Situation einfach vor Ihrem geistigen Auge vor ... All Ihre Pläne, Ihre Mühen, der ausgemachte Handel – zunichte gemacht mit einer einzigen Antwort: dem richtigen Namen. Die Königin hätte Sie besiegt.

Patient: Das weiß ich selbst, verdammt! Wie konnte ich nur so dumm sein? Dafür könnte ich mich jetzt noch ohrfeigen!

Dr. Armbruster: Auf einer Skala von 1 bis 10, was Ihren Ärger betrifft, wozu hätte diese unsägliche Schmach Sie bewegen können – was meinen Sie selbst? Was wäre als Nächstes geschehen, wenn die Königin Sie besiegt hätte?

Patient: Was meinen Sie denn? *Sie* wissen doch scheinbar schon alles!

Dr. Armbruster: Nein, zum Glück kennen die Antwort nur Sie selbst. Kein Geheimdienst der Welt könnte die Zukunft vorhersehen. Genau deshalb habe ich Sie persönlich gefragt.

Patient: ... Ach wie gut, dass niemand weiß, dass ich ... dass ich ... *(schluckt schwer)* ... das wohl nicht überlebt hätte ... *(weint)*

Dr. Armbruster: Was bedeuten Ihre Tränen, wenn ich fragen darf?

Patient: Ich ... ich hätte mich vor lauter Zorn zerrissen ...!

Dr. Armbruster: Ah, hm! Das ist schlimm. Es klingt wie eine 10 auf der Ärger-Skala. *(schweigt)* Was macht es so schwer, Ihren Namen zu nennen?

Patient: Ich würde platzen vor Zorn. Keiner außer mir darf heute diesen Namen aussprechen. Immer bin ich damit gehänselt und verlacht worden. Keiner hat mich ernstgenommen.

Dr. Armbruster: Das kann ich noch nicht nachvollziehen, denn ich kenne Ihren Namen nicht. Würden Sie mir vielleicht doch Ihren Namen verraten, damit ich Ihren Zorn besser verstehen kann?

Patient: Rumpelstilzchen. *(schluckt)* So hat meine Mutter mich immer genannt.

Dr. Armbruster: Und Ihr Taufname?

Patient: Gerundolf Stilz. Das war wohl ein Schreibfehler im Kirchenregister, hat meine Mutter gesagt. Eigentlich sollte ich nach meinem Opa Gundolf heißen ... und die schlechte Schrift des verkalkten Pfaffen ... Ach, ist ja auch egal!

Dr. Armbruster: Herr Stilz, können wir darüber sprechen, wofür es sich lohnen könnte, weiterzuleben und erst einmal hier in einer sicheren Umgebung zu bleiben? Über den Umgang mit Ärger und die möglichen Nachteile des Alleinlebens können wir später noch sprechen, wenn Sie möchten. Ich habe vor allem verstanden, wie übermächtig, im schlimmsten Fall sogar lebensbedrohlich, der gewaltige Zorn von Ihnen Besitz ergreifen kann. Ich kann Ihnen auch versichern: mit solchen Themen aus der Welt der Gefühle sind Sie hier keineswegs allein. Und ich bin ehrlich gesagt erleichtert, dass das Kind, die Königin und auch Sie selbst noch am Leben und in Sicherheit sind.

Patient: Woher wissen Sie das alles?

Dr. Armbruster: Was meinen Sie denn genau?

Patient: Meinen wahnsinnigen Zorn, Alleinsein ... Ich bin zwar klein, aber oho!!!

Dr. Armbruster: Ja, das nehme ich auch an. Über das, was Sie alles gut können und im Leben erreicht haben, haben wir heute noch gar nicht gesprochen. Darauf wäre ich ebenfalls gespannt. Nun zur Ihrer Frage, woher ich das möglicherweise weiß – Geheimdienst oder einfach Interesse an der Lebenserfahrung anderer Menschen – entscheiden Sie bitte selbst. Meine Antwort ist: Berufserfahrung, Neugier und Interesse. Ich habe Ihnen so gut ich kann zugehört. Wegen des gerichtlichen Einweisungsbeschlusses müssen Sie zunächst allerdings hier auf der Station bleiben; auch wenn Sie damit nicht einverstanden sind.

Patient: Ich könnte wahnsinnig werden bei dem Gedanken, eingesperrt zu sein!!!

Dr. Armbruster: Hm, hm. Nun eine Frage, die damit zusammenhängt: Wie sicher sind Sie sich selbst, dass Sie hier keine Kurzschlusshandlung begehen und sich zerreißen, wenn diese Gefühle wieder überhandnehmen?

Patient: Ich sag' es doch – totale Kontrolle hier!!!

Dr. Armbruster: Ich meinte eigentlich Ihre Fähigkeit zur Selbstkontrolle hier und heute. Auf einer Skala von 1 bis 10, wobei 1 „Kurzschluss" bedeutet und 10 „Überleben, komme was wolle".

Patient: Ach so. Verstehe. Heute Nacht werde ich überleben, das wäre doch gelacht! Ich werde es euch zeigen!!!

Dr. Armbruster: Ganz schön stark. Und wenn wir noch einmal auf die Skala zurückkommen, wo sehen Sie sich da?

Patient: 5.

Dr. Armbruster: Danke für die Einschätzung. Was hält Sie denn am Leben bei 5?

Patient: Mein Zorn!

Dr. Armbruster: Sehr gut! Und was außerdem?

Patient: Meine alte Mutter – das könnte ich ihr nicht antun. Sie hat als Kind schon oft zu mir gesagt: „Das wird eines Tages noch ein schlimmes Ende nehmen mit dir ..."

Dr. Armbruster: Also, einerseits aus Rücksicht und Mitgefühl für Ihre Mutter. Das ehrt Sie sehr. Und andererseits aus Trotz, oder besser gesagt, Stolz am Leben zu bleiben, auch wenn es schwierig wird. Sind das für Sie die Gründe aus jetziger Sicht?

Patient: Was denn sonst?

Dr. Armbruster: Sie wären unwiederbringlich tot, weil Sie es nicht geschafft hätten, sich selbst zu kontrollieren, hätte die Königin den besagten Namen ausgesprochen. Wir sprachen eben darüber.

Patient: Moment mal, wird das jetzt hier ein therapeutisches Gespräch?

Dr. Armbruster: Woran würden Sie das denn festmachen?

Patient: Meine Wut, meine Kindheit, meine Fehler …

Dr. Armbruster: Dann ist die Antwort Nein. So arbeiten wir hier nicht. Vielleicht möchten Sie es lieber, sagen wir, „Lebensberatung“ oder „Krisengespräch“ nennen? Was wäre denn für Sie eine passende Beschreibung?

Patient: Krise? Das hier ist eine Katastrophe!!!

Dr. Armbruster: Also gut, dann nennen wir es doch einfach „Katastrophenmanagement“, wie wäre denn das? Passt das besser?

Patient: Besser als Therapie. Ich bin doch nicht verrückt!

Dr. Armbruster: Dann nehmen wir doch diese Überschrift, denn es soll für Sie hilfreich sein, was hier geschieht. Wir möchten, dass Sie selbst die Entscheidungen für Ihr Leben treffen, zum Beispiel wofür es sich für Sie persönlich lohnen könnte, weiterzuleben. Das ist alles fürs Erste. Dass Sie dabei auch an andere denken und an Ihre Vergangenheit, finde ich übrigens großartig.

Patient: Aha. Komplimente, meine Stärken und so weiter. Als Nächstes werden Sie mich bestimmt fragen, ob ich auch übermorgen noch lebe. Ich durchschaue doch die Strategien der Weißkittel …

Dr. Armbruster: Natürlich. Skepsis ist manchmal ein guter Ratgeber, und ich kann nicht erwarten, dass Sie mir vertrauen. Es würde mich jedoch freuen, wenn Sie sich für das Leben entscheiden und auch uns davon überzeugen können. Ich teile übrigens meine Gedanken und Strategien mit Ihnen, wie Sie vielleicht schon bemerkt haben. Das unterscheidet uns hier von Geheimdiensten. Sind Sie bereit, Ihr vorläufiges Überleben in einem Vertrag mit mir festzuhalten?

Patient: Wenn es sein muss … Und wenn nicht?

Dr. Armbruster: Dann können wir alternativ über Medikamente reden, die eine Krise – Verzeihung – „Katastrophe" kurzzeitig überbrücken helfen. Eine Fixierung, also Festschnallen, wäre die allerletzte Maßnahme, um Sie vor sich selbst zu schützen. Ich weiß, die Wahlmöglichkeiten sind für Sie jetzt extrem eingeschränkt, aber es gibt sie. Wofür möchten Sie sich entscheiden?

Patient: Ich weiß nicht, ich bin im Ausnahmezustand …

Dr. Armbruster: Im Ausnahmezustand, was Selbstkontrolle oder die Tatsache betrifft, hier zu sein? Wie darf ich das verstehen?

Patient: Hier zu sein, wenn Sie mich so fragen.

Dr. Armbruster: Gut, danke, das war jetzt eine wichtige Information, denn das können Sie offenbar gut voneinander trennen. Was ist Ihre Meinung zu dem Vertrag, den ich Ihnen angeboten habe?

Patient: Habe ich denn eine andere Wahl?

Dr. Armbruster: Ja, die haben Sie. Die hat allerdings einen Preis, den Sie momentan nicht zahlen möchten, wenn ich alles richtig verstanden habe. Nämlich, dass andere noch stärker die Kontrolle über Sie übernehmen werden, weil sie dazu verpflichtet sind. Als Vertragspartner haben Sie andere Optionen. Da treffen Sie selbst eine Entscheidung.

Patient: *(wirkt nachdenklich, etwas ruhiger)* Hm! Kapiert … Ich unterschreibe unter Protest!

Dr. Armbruster: Das habe ich registriert. Vielen Dank für Ihre Zusammenarbeit. Darf ich die Kolleg*innen auf der Station darüber informieren, wie wir verblieben sind – ist das so in Ordnung für Sie?

Patient: Ja, meinetwegen …

Dr. Armbruster: Wenn Sie sagen „meinetwegen", macht das wortwörtlich einen wichtigen Unterschied, denn letztendlich geht es um Sie und Ihr Leben, deswegen finde ich „meinetwegen" gerade sehr passend und ausgesprochen klug.
Gute Nacht einstweilen und auf Wiedersehen, Herr Stilz.

Patient: Was haben Sie da gesagt?

Dr. Armbruster: Gute Nacht Herr Stilz, und auf „Wieder-Sehen".

Am nächsten Morgen

Dr. Armbruster: Guten Morgen Herr Stilz. Ich bin froh, Sie zu sehen und von den Kolleg*innen zu hören, dass unser Vertrag gehalten hat. Darf ich fragen, wie Sie durch die Nacht gekommen sind?

Herr Stilz: Und wenn ich jetzt nicht gleich erzähle, kommt bestimmt als Nächstes wieder die Skala, stimmt's?

Dr. Armbruster: Hut ab, das hätte durchaus sein können. Sie verblüffen mich gerade. Sie sind offenbar sehr aufmerksam und haben eine schnelle Auffassungsgabe!

Herr Stilz: Na ja ...

Dr. Armbruster: Wer weiß, wofür dies Ihnen nützt, das wissen Sie sicher besser aus Ihrer Erfahrung. Doch zurück ohne Skala, ganz banal. Ich bin neugierig: Wie war die Nacht für Sie?

Herr Stilz: Grauenhaft! Ich habe kaum geschlafen und mir schließlich ein Mittel geben lassen.

Dr. Armbruster: Und hat Ihnen das geholfen?

Herr Stilz: Ja, ich schlafe sonst sehr gut, aber in meinem Kopf ging alles kreuz und quer ...

Dr. Armbruster: Möchten Sie mir erzählen, was Sie beschäftigt hat?

Herr Stilz: Ich habe mir überlegt, wie ich hier am besten und schnellsten wieder herauskomme.

Dr. Armbruster: Darf ich einmal sehr direkt fragen: Tot oder lebendig?

Herr Stilz: Wollen Sie mich verarschen oder provozieren???

Dr. Armbruster: Auf keinen Fall, bitte verstehen Sie das sehr ernst, denn das war unser Thema gestern Abend.

Herr Stilz: Lebendig! Jetzt haben Sie mich aber gekriegt! Ich habe doch gestern schon gesagt, ich zeig's euch allen ...

Dr. Armbruster: Heute Nacht haben Sie das in der Tat bewiesen, absolut! Was ist Ihnen denn noch durch den Kopf gegangen?

Herr Stilz: Was passiert, wenn ich hier rauskomme – muss ich in den Kerker? Meine ganze Existenz steht auf dem Spiel!

Dr. Armbruster: Wenn Sie stabil entlassen werden, dann müssen Sie mit einer Anklage und einem Prozess rechnen. Planung einer Straftat, also Kindesentführung und wahrscheinlich auch Widerstand gegen die Hoheitsgewalt, Beleidigung der königlichen Garde. Ich bin zwar keine Richterin, aber wenn Sie nicht vorbestraft sind, könnte es auf eine Bewährungsstrafe hinauslaufen. Dann wäre zumindest Ihre Existenz gesichert. Man würde Ihnen allerdings eine Bewährungshilfe an die Seite stellen. Die neue Königin hat nämlich unlängst ein Dekret zur Reform des Kerkerwesens erlassen.

Herr Stilz: Na ja, das beruhigt mich ein wenig. Ich hatte noch nie Schwierigkeiten mit dem Gesetz. Kann man da mit Gold etwas machen?

Dr. Armbruster: Man nennt das auch Bestechung, nicht wahr? Ich schätze, Sie würden allein mit dem Versuch neuen Ärger bekommen ...

Herr Stilz: War ja nur eine Frage. Und was soll der Bewährungshelfer?

Dr. Armbruster: Er oder sie hilft Ihnen dabei, in dieser Zeit nicht wieder straffällig zu werden.

Herr Stilz: Aha. Wahrscheinlich so ein „Sozialwesen", vom Palast bezahlt und entsprechend „neutral", haha. Na ja, ich komme wohl nicht drum herum. Die trinken ja gerne Kaffee und haben angeblich das Reden für sich gepachtet ...

Dr. Armbruster: Eine Tasse Kaffee ist ja vielleicht nicht das Schlechteste bei Gesprächen vielerlei Art. Und wenn diese Ihnen noch helfen würden, Ihre Existenz zu behalten ...? Wir sprechen hier übrigens gerade schon über die Zukunft und mögliche Optionen. Darf ich fragen, was Sie beruflich machen?

Herr Stilz: Ich bin in der Edelmetallbranche, selbstständig.

Dr. Armbruster: Erfolgreich, wie ich gestern herausgehört habe?

Herr Stilz: Fast konkurrenzlos im ganzen Reich! Der Goldhandel hat einen enormen Aufschwung erreicht durch mein Geschäftsmodell.

Dr. Armbruster: Glückwunsch dazu! Gibt es denn Menschen, mit denen Sie Ihren Erfolg teilen?

Herr Stilz: Nein. Ich bin allein, sagte ich doch schon, und Kinder habe ich auch nicht.

Dr. Armbruster: Ich habe gelesen, es ging hoch her bei Ihrer Festnahme.

Herr Stilz: Na ja ... Die verdammte Königin, diese Schlange. Ich war außer mir. Meine Wut, verstehen Sie?!

Dr. Armbruster: Nun ja, zunächst verständlich, aber dann ist es ja offenbar völlig außer Kontrolle geraten. Die Wut bringt Sie in schwierige Situationen, sehe ich das richtig?

Herr Stilz: Nein!!! Hm...! Doch irgendwie ... Gestern war es ganz extrem, ich bin völlig ausgerastet!

Dr. Armbruster: War das schon öfters so bei Ihnen?

Herr Stilz: Ich hatte als Kind schon Tobsuchtsanfälle.

Dr. Armbruster: Und welche Auswirkungen hatte das für Sie?

Herr Stilz: Meine Mutter wurde nicht fertig mit mir. In der Schule wurde ich gehänselt, weil ich kleiner war als die anderen, und das machte mich besonders wütend. Und wenn ich dann ausgerastet bin, hatten die anderen ihren Spaß, und ich wurde noch wütender und wurde natürlich bestraft.

Dr. Armbruster: Das muss ziemlich schlimm gewesen sein. Wie haben Sie es geschafft, klarzukommen? Ich meine die Hänseleien und dann noch die eigenen Gefühle dazu und diesen ganzen Kreislauf.

Herr Stilz: Ich weiß nicht ...

Dr. Armbruster: Und wie hat Ihre Mutter sich verhalten?

Herr Stilz: Ich sagte ja schon, sie war eigentlich ziemlich hilflos, doch sie hat mich oft getröstet und „mein kleines Rumpelstilzchen" genannt.

Dr. Armbruster: Hm, gut. Und so nennen Sie sich bis heute, aber nur im Geheimen, wie ich verstanden habe. Und – wie kam Ihre Mutter auf diesen Namen?

Herr Stilz: Sie sagte immer: „Da, wo du bist, fängt es irgendwann an zu rumpeln". Das war dann meistens mein Zorn. Verdammt! Jetzt sprechen wir ja über meine beschissene Kindheit. Sie sind ganz schön gewieft!

Dr. Armbruster: Vielen Dank. Ich nehme es als Kompliment, denn ich versuche gerade zu verstehen, was die Ereignisse damals in Ihrem Leben mit einer Schwierigkeit von heute zu tun haben könnten. Sind Sie ebenfalls daran interessiert?

Herr Stilz: Na ja, irgendwie schon ...

Dr. Armbruster: Sehen Sie denn heute selbst einen Zusammenhang, dass Sie immer wieder mit Ihrem Zorn zu kämpfen haben?

Herr Stilz: Verdammt, ich kann ihn nicht beherrschen!!!

Dr. Armbruster: Möglicherweise gab es damals niemanden, der Ihnen beigebracht hat, wie man solch ein Wutmonster zähmt. Ihre Mutter hat Sie offenbar dennoch sehr geliebt, so wie Sie waren und auch getröstet, aber in dieser speziellen Angelegenheit konnte sie Ihnen vermutlich nicht recht helfen.

Herr Stilz: Ja, das stimmt, hm ...!

Dr. Armbruster: Gab es denn andere, die Ihnen das hätten beibringen können?

Herr Stilz: Nein. Meinen Vater habe ich nicht kennengelernt. Dieser Schwachkopf, er hat sich kurz nach meiner Geburt als Söldner für die königliche Armee anheuern lassen, und das war's dann ... Wie kann man nur so bescheuert sein?

Dr. Armbruster: Ein ziemlich hartes Schicksal. Angenommen, Sie hätten schon damals als Kind gewusst, wie man den Zorn bändigt, wie wären die Dinge anders für Sie gewesen?

Herr Stilz: Die Frage ist zu schwer, ich weiß es nicht. Das war ja das Problem!

Dr. Armbruster: Ja, verstehe. Tun Sie doch einfach mal so, als wüssten Sie es. Denn heute sind Sie ja gewiss um einige Erfahrungen reicher ...

Herr Stilz: Allerdings. Aber nicht nur gute!

Dr. Armbruster: Natürlich, sonst wäre es womöglich kein Problem. Was wäre anders gelaufen in Ihrem Leben, hätten Sie gewusst, was Sie selbst dagegen tun könnten?

Herr Stilz: Ich wäre vielleicht beliebter gewesen.

Dr. Armbruster: Und was noch?

Herr Stilz: Weniger Ärger. Mehr weiß ich nicht!

Dr. Armbruster: In Ordnung. Wie haben Sie es denn seinerzeit geschafft, sich selbst wieder zu beruhigen, denn Gefühle sind nicht immer gleichbleibend oder gleich intensiv. Es gibt Unterschiede, oder wie erleben Sie das?

Herr Stilz: Ja, stimmt.

Dr. Armbruster: Was hat Ihnen also geholfen, sich selbst zu beruhigen?

Herr Stilz: Ich habe einfach abgewartet. Und, warten Sie ... manchmal hat es auch geholfen, die Nase in Bücher zu stecken. Das hat mich dann auf andere Gedanken gebracht.

Dr. Armbruster: Tatsächlich?! Also gab es schon einige Dinge, auf die Sie Einfluss hatten und es ist Ihnen offenbar gelungen, die Energie irgendwie umzuleiten. Das ist gut.
Wie erklären Sie sich denn heute Ihren beruflichen Erfolg? Ich meine, trotz allem haben Sie sich eine solide Existenz aufgebaut.

Herr Stilz: Darüber habe ich noch nie nachgedacht ... Ich hatte immer Spaß daran, etwas schlauer und gewiefter zu sein als die anderen. Klein, aber oho, verstehen Sie?

Dr. Armbruster: Das ergibt absolut Sinn. Aus der Not, gehänselt zu werden, haben Sie kurzerhand eine Tugend gemacht und außerdem Bücher gelesen als Ablenkungsstrategie, was Ihnen offenbar nicht geschadet hat – im Gegenteil sogar. Und Sie haben gestern und heute gesagt, dass Sie es uns schon noch zeigen werden. Ist das auch ein Teil Ihrer Strategie, die Nase gerne vorne zu haben, frage ich mich gerade?

Herr Stilz: So habe ich das noch nie gesehen ...

Dr. Armbruster: Wenn es etwas gäbe, das Sie heute gerne verändern möchten, was wäre das denn, wenn Sie jetzt noch einmal auf unser Gespräch zurückblicken?

Herr Stilz: Und jetzt kommt die Wunderfrage???

Dr. Armbruster: Nein. *(lacht)* Die schöne Wunderfrage stelle ich erst dann, wenn jemand nur sehr schwer Ziele für sich erkennen kann. Bei Ihnen ist das nicht nötig, denke ich, denn ich habe heute im Vergleich zu gestern Abend noch eine ganz andere Seite von Ihnen kennengelernt. Gibt es denn etwas, das Sie gerne verändern möchten, wenn Sie an Ihr zukünftiges Leben denken und was wäre das denn am ehesten?

Herr Stilz: Das mit der Wut – es ärgert mich richtig, dass ich die nicht in den Griff kriege ...

Dr. Armbruster: Sie ärgern sich also über Ihre Wut. Und das Gegenteil davon wäre was? Also, was wäre denn stattdessen in der Zukunft anstelle der Wut?

Herr Stilz: Ich könnte mich besser beherrschen, ist doch klar, oder?

Dr. Armbruster: Darf ich es einmal zusammenfassen, wenn Sie erlauben? Also: derjenige, der gehänselt wurde, nämlich Rumpelstilzchen, zähmt sein Wutmonster, und Herr Stilz lernt Selbstkontrolle und kann sich gut beherrschen? Trifft es das?

Herr Stilz: Ja. Komisch klingt das schon, aber ja – das ist es. Und was ich Sie schon die ganze Zeit fragen wollte, Sie nennen mich seit gestern „Herr Stilz". Das hat mich ziemlich irritiert, mögen Sie denn den Namen „Rumpelstilzchen" nicht?

Dr. Armbruster: Das möchte ich Ihnen gerne beantworten. Heute sind Sie der erwachsene Mann, beruflich erfolgreich und entscheidungsfähig. Da gibt es noch die Sache mit der Wut, an der man arbeiten kann. Rumpelstilzchen ist in meiner Wahrnehmung das Kind, das wohl gute Gründe für sein Verhalten hatte und sich sogar auch ein wenig selbst zu helfen wusste, aber die Geschichte nicht mehr zurückdrehen kann.
Rumpelstilzchen kann aus meiner Sicht heute nichts mehr lernen. Der erwachsene Herr Stilz schon.

Herr Stilz: Ganz schön psychologisch, aber auch nicht ganz daneben ... Das war jetzt ziemlich viel, darüber muss ich nachdenken. Aber die Idee von einem Ziel hat schon etwas für sich ... Und ich habe ja viel Zeit hier. *(grinst)*

Dr. Armbruster: Da würde ich Ihnen jetzt auf keinen Fall widersprechen. *(lächelt)*

Herr Stilz: Und – Frau Doktor – wie lautet denn nun Ihre Diagnose?

Dr. Armbruster: Wollen Sie das wirklich wissen? *(runzelt betont bedeutungsvoll die Stirn)*

Herr Stilz: Hätte ich sonst gefragt?

Dr. Armbruster: In Ordnung: „Mangelnde Impulssteuerungskontrolle mit Tendenz zur Selbst- und Fremdgefährdung, hohe Intelligenz, Sozialprognose unklar".
Und – nützt Ihnen das jetzt irgendwie, ich meine – fühlen Sie sich damit als Mensch zutreffend beschrieben?

Herr Stilz: Nöö.

Dr. Armbruster: Wunderbar! Denn: Diagnosen sind zwar nützlich zur Orientierung in einem Behandlungs- und Abrechnungssystem, das können Sie als Geschäftsmann sicher sofort nachvollziehen. Menschen suchen nach Erklärungen und entwickeln Kategorien. Für die Zukunft und für Veränderungen sind Diagnosen unserer Meinung nach wenig geeignet.

Herr Stilz: Aha. Und wieso nicht?

Dr. Armbruster: Weil die Information nicht ausreicht. Das Wissen um ein Problem bedeutet nicht zwangsläufig eine Lösung. Deswegen sprechen wir hier über andere Dinge mit den Menschen, zum Beispiel über Ziele und passende Wege dorthin. Das scheint zunächst einmal simpel, ist aber im Grunde schwer, denn es erfordert Umdenken und harte Arbeit, die mit Gold nicht aufzuwiegen ist.

Herr Stilz: Verstehe, bin ja nicht doof!

Dr. Armbruster: Ganz genau, das nehme ich ebenfalls so wahr. Und vielen Dank für Ihre Offenheit in unserem Gespräch.

Acht Tage später

Dr. Armbruster: Guten Morgen Herr Stilz.

Herr Stilz: Guten Morgen.

Dr. Armbruster: Sie hatten von sich aus um ein Gespräch mit mir gebeten. Der Beschluss wurde ja mittlerweile aufgehoben, und Sie haben sich offenbar entschieden, noch etwas hierzubleiben. Darf ich nach Ihrem Anliegen heute fragen?

Herr Stilz: Ich hatte ja einige Zeit, mir über meine Zukunft Gedanken zu machen und was ich im Leben möchte.

Dr. Armbruster: Da bin ich sehr neugierig jetzt ...

Herr Stilz: Also, da ist das mit der Wut einerseits. Und dann habe ich mich gefragt, was ich im Leben möchte, denn ich bin ja erfolgreich im Beruf, aber die Frage vom letzten Mal, mit wem ich das teilen kann, hat mich am meisten beschäftigt – und zwar mehr, als ich gedacht hätte.

Dr. Armbruster: Aha, Sie sind offenbar ein nachdenklicher und besonnener Mensch und es freut mich besonders zu hören, dass Sie die Dinge nachwirken lassen. Das ist nicht selbstverständlich. Angenommen, wir könnten heute etwas tun, das Ihnen besonders hilfreich erscheint, was wäre das, wenn Sie sich einmal vorstellen, Sie verlassen später mit einem guten Gefühl diesen Raum?

Herr Stilz: Na ja, wenn ich etwas gegen die Wut unternehmen könnte und wenn ich wüsste, wie ich zufrieden weiterleben könnte ...

Dr. Armbruster: Wie war denn Ihr Lebensplan, ich meine, was hatten Sie sich denn vorgenommen, bevor Sie hier eingewiesen wurden?

Herr Stilz: Wie?

Dr. Armbruster: Bevor Sie herkamen, hatten Sie eine Abmachung mit der jungen Königin getroffen und wollten ihr Kind. Inwiefern war das denn eine Lösung für Sie?

Herr Stilz: Wie jetzt?

Dr. Armbruster: Nun, angenommen, Sie hätten gewonnen, dann hätten Sie von jetzt auf gleich ein fremdes Kind bei sich zu Hause gehabt. Einmal abgesehen davon, dass es sich um Entführung gehandelt hätte, wären Sie praktisch so etwas wie ein Pflegevater geworden. Also, Ernährung, Windeln wechseln, nachts aufstehen, den Alltag mit Ihrer Berufstätigkeit vereinbaren und noch einiges mehr, was es braucht, um ein Kind zu versorgen ...

Herr Stilz: Hmm ... Das hätte ich schon hinbekommen!

Dr. Armbruster: Was war Ihnen denn so wichtig daran?

Herr Stilz: Wir hatten eine Abmachung. Ich hatte gut verhandelt und niemand bringt mich so schnell um meinen Lohn!

Dr. Armbruster: Dass Sie ein versierter Geschäftsmann sind, steht außer Frage. Aber wieso ausgerechnet ein Kind? Was hätte sich in Ihrem Leben damit verändert, denn wir sprachen ja eben über Pläne.

Herr Stilz: Eigentlich gab es dahinter keinen Plan, wenn ich es mir jetzt überlege. Ich wollte nur haben, was mir versprochen worden war. Etwas anderes hatte sie ja auch nicht mehr. Das Kind war mein Triumph. Schließlich hatte ich dafür eine ganze Nacht lang hart geschuftet. Da war eine Menge Stroh zu verarbeiten, das können Sie mir glauben!

Dr. Armbruster: Ah, ich glaube, ich verstehe, und Sie sagten kürzlich, Sie hätten die Königin unterschätzt. Was denken Sie, hätte sie nicht auch später nach dem Kind suchen lassen? Ich meine, man hat Sie im Wald am Feuer aufgespürt, noch bevor Sie Ihren Plan umsetzen konnten.

Herr Stilz: Ja, ja, das stimmt schon. Soweit hatte ich nicht gedacht ...

Dr. Armbruster: Und wenn Sie jetzt mit Abstand über die Veränderungen nachdenken, die ein fremdes Kind in Ihr Leben gebracht hätte, rein hypothetisch ...

Herr Stilz: Ach, es hätte sich schon eingewöhnt. Ich bin ja kein Ungeheuer. Ich wäre nicht mehr allein gewesen, und später hätte ich ihm nützliche Dinge beigebracht. Vielleicht hätte es auch irgendwann mein Geschäft übernommen.

Dr. Armbruster: Ah, also die Frage nach einer Lebensperspektive und Ihrer Nachfolge und das Thema „Alleinsein". Sehen Sie da einen Zusammenhang zu Ihrem Anliegen heute?

Herr Stilz: Wenn Sie das so sagen, irgendwie schon. Die Sache mit dem Kind war wohl auf lange Sicht keine gute Idee ...

Dr. Armbruster: Das könnte man so sagen, wenn Sie die vielen Konsequenzen bedenken.
Was könnten Sie denn stattdessen tun, wenn Sie an realistischere Perspektiven für Ihr weiteres Leben denken?

Herr Stilz: Deswegen bin ich ja hier. Ich will ja etwas verändern!

Dr. Armbruster: Ja, das ist ganz hervorragend, dass Sie Ihren Aufenthalt hier um Ihretwillen nutzen möchten. Mehr Lebensqualität höre ich heraus als Ziel. Ist das richtig?

Herr Stilz: Hm, da müsste schon ein Wunder geschehen ...

Dr. Armbruster: Ach wirklich? Gut, dass Sie nun selbst darauf gekommen sind. *(lächelt)* Sie kennen ja die Wunderfrage bereits. Einmal angenommen, das besagte Wunder wäre über Nacht tatsächlich geschehen. Sie sind zu Hause, Sie haben tief und gut geschlafen – wachen morgens auf ... Was wäre wohl das erste Anzeichen, woran Sie bemerken würden, dass über Nacht dieses Wunder passiert ist?

Herr Stilz: Ich wäre nicht allein.

Dr. Armbruster: Und wer wäre da bei Ihnen?

Herr Stilz: Eine liebe Frau. Oh ja, das wäre wirklich schön.

Dr. Armbruster: Und wo sehen Sie sich als Erstes an diesem besonderen Morgen? Bitte beschreiben Sie Ihr Wunderbild noch etwas genauer.

Herr Stilz: Hmm, ich wache auf, wir liegen gemeinsam unter einem dicken, karierten Federbett. Es ist warm und sehr gemütlich, und diese Frau strahlt mich mit ihren wunderschönen Augen an und ich sage: Guten Morgen, mein Goldknopf.

Dr. Armbruster: Was für eine schöne Begrüßung. Und wie reagiert sie darauf?

Herr Stilz: Ach, sie strahlt, sie gibt mir einen Kuss und ich darf mich ankuscheln.

Dr. Armbruster: Und gibt es auch ein Gefühl zu dieser Situation?

Herr Stilz: Ja, ich fühle mich sehr glücklich und zufrieden.

Dr. Armbruster: Das klingt gut. Ein sehr schönes Bild. Ich kann es mir ziemlich genau vorstellen. Und was würde als Nächstes geschehen am Wundermorgen?

Herr Stilz: Wir würden gemeinsam frühstücken, uns über den Tag unterhalten, vielleicht auch Pläne für das Wochenende schmieden.

Dr. Armbruster: Und wenn es Pläne gäbe, was würden Sie gemeinsam am Wochenende tun?

Herr Stilz: Wir würden vielleicht einen Ausflug an den Feensee planen und auf dem Rückweg noch bei meiner alten Mutter vorbeischauen.

Dr. Armbruster: Und Ihre Mutter, was würde sie an diesem Tag an Ihnen bemerken, wenn Sie sie besuchen?

Herr Stilz: Oh, sie würde sich freuen, denn sie hat sich immer gewünscht, dass ich einmal eine liebe Frau kennenlerne.

Dr. Armbruster: Und was genau würde sie an Ihnen bemerken bei diesem Besuch?

Herr Stilz: Also, sie sieht nicht mehr so gut, aber vielleicht würde sie merken, dass ich entspannt und fröhlich bin, vielleicht auch lache und Scherze mache.

Dr. Armbruster: Ihre Mutter würde also wahrnehmen, dass Sie glücklich sind?

Herr Stilz: Ich glaube schon.

Dr. Armbruster: Und welchen Einfluss hätte dieses Gefühl von Glück noch auf Ihr Leben, wenn Sie entspannter wären und auch Ihre humorvolle Seite öfters zeigen würden?

Herr Stilz: Keine Ahnung, worauf Sie hinauswollen?

Dr. Armbruster: Nun, ich dachte gerade, dies könnte auch einen Einfluss haben auf Ihr Thema mit der Wut, aber das ist nur so eine Idee ...

Herr Stilz: Ach so, das hat meine Mutter auch immer gesagt: „Junge, wenn du erst mal eine Frau hast, dann wirst du ruhiger und friedlicher."

Dr. Armbruster: Also eine liebe Frau an Ihrer Seite als eine Art Gegenmittel?

Herr Stilz: Ja, so könnte man es sagen, aber das klingt komisch ...

Dr. Armbruster: Das finde ich auch. Ihre Mutter kennt vielleicht sehr genau die Fähigkeiten von Frauen, Dinge zum Guten zu wenden, einen guten Einfluss auszuüben und derlei vieles mehr, aber als Beruhigungsmittel gegen männlichen Zorn ...? Das wäre andererseits auch eine große Bürde für die Frau und eine ziemliche Hypothek für ein Paar. In jeder Beziehung kann es ja auch zu Meinungsverschiedenheiten und Konflikten kommen – was dann? Was meinen Sie dazu?

Herr Stilz: Darüber habe ich mir noch nie Gedanken gemacht, ich war ja bisher Junggeselle.

Dr. Armbruster: Natürlich, das ergibt Sinn. Anders gefragt, würden Sie es einer Partnerin zutrauen oder zumuten, Ihren Zorn im Konflikt zu bändigen, und was wäre, wenn Sie sich nicht beherrschen könnten?

Herr Stilz: Ah, jetzt verstehe ich. Das würde ich nicht wollen. Das würde ja alles zerstören.

Dr. Armbruster: Das klingt sehr verantwortungsbewusst und rücksichtsvoll!
Wie wahrscheinlich auf der Skala von 1 bis 10 schätzen Sie es denn ein, dass Sie mit einer Frau an Ihrer Seite Ihre aggressiven Gefühle besser als bisher kontrollieren könnten?

Herr Stilz: Etwa bei 5, ich bin mir nicht sicher.

Dr. Armbruster: Welchen Schluss können Sie daraus ziehen?

Herr Stilz: Sie stellen vielleicht Fragen! Das Thema Wut werde ich wohl oder übel selbst in die Hand nehmen müssen ...

Dr. Armbruster: Ich gratuliere Ihnen zu dieser Einsicht! Der Wunsch, dass andere uns verändern könnten, ist zwar sehr verständlich, doch manchmal gelingt dies nicht oder nur für eine begrenzte Zeit. Wenn Sie sich allerdings selbst gut kontrollieren können, dann sind Sie außerdem nicht abhängig vom Verhalten der anderen. Das gilt dann auch für verschiedene andere Situationen, in denen es für Sie brenzlig werden könnte.

Herr Stilz: Hm! Das hätte ja einige Vorteile ...

Dr. Armbruster: Allerdings. Das Wutmonster im Zaum halten zu können, wäre eine großartige Leistung, gerade auch, wenn es um Ihre Lebensqualität geht und viel-

leicht auch um eine Liebesbeziehung, die Sie nicht zerstören möchten.
Wenn Sie unser Gespräch jetzt noch einmal Revue passieren lassen: Es ging um Lebensqualität, Zukunft, Wünsche nach Zweisamkeit, Glück und schließlich auch noch einmal um den Zorn. Würden Sie mir da zustimmen?

Herr Stilz: Ja.

Dr. Armbruster: Welche Schritte könnten Sie sich denn jetzt als Nächstes vorstellen, was können Sie sich vornehmen mit Zielen vor Augen, die Ihnen jetzt wichtig sind?

Herr Stilz: Ich halte Ausschau nach einer Frau.

Dr. Armbruster: Und außerdem noch etwas?

Herr Stilz: Gibt es ein Mittel gegen Wut?

Dr. Armbruster: Ja. Daran kann man therapeutisch arbeiten.

Herr Stilz: Ich lege mich aber nicht über Jahre auf einen gepolsterten Baumstamm!

Dr. Armbruster: *(lacht)* Das müssen Sie auch nicht. Da gibt es wirkungsvolle Methoden, die solche Muster auch in kürzerer Zeit verändern helfen. Und Ausnahmen gab es möglicherweise auch schon, also Momente, wo Sie es geschafft haben, die Notbremse zu ziehen. Wir können Ihnen gerne erfahrene Therapeuten empfehlen und auch spezielle Gruppen für Männer mit diesem Thema.

Herr Stilz: In Ordnung. Da bin ich ja beruhigt.

Dr. Armbruster: Nun bin ich aber gespannt, was Sie konkret unternehmen werden, um eine wunderbare Frau kennenzulernen.

Herr Stilz: Ach, das ist gar nicht soo schwierig. Ich kenne schon eine.

Dr. Armbruster: Oh, tatsächlich?

Herr Stilz: Ja, sie ist Witwe und wohnt alleine am anderen Ende des Waldes. Ich hatte ihr einmal ziemlich wertvollen Schmuck verkauft und bemerkt, dass sie Interesse an mir hatte. Sie kam danach öfters und hat sich oft, ich meinte fast zu oft, von mir beraten lassen, welche Schmuckstücke gut zu ihr passen. Ich konnte es gar nicht glauben, weil ich nicht gerade ein Traummann bin. Zu klein, eher hässlich, Frauen gegenüber absolut schüchtern, zudem unerfahren in Liebesdingen. Ich dachte bisher immer, dass sie mich nicht um meinetwillen mögen könnte, sondern wegen meines Geldes.

Dr. Armbruster: Aha ... Und was hat sich jetzt verändert?

Herr Stilz: Also, Geld hat sie wahrscheinlich selbst genug.

Dr. Armbruster: Vermutlich. Und abgesehen davon, was hat sich noch daran verändert, wie Sie die Situation heute betrachten?

Herr Stilz: Sie hat wunderschöne Augen, ein sehr freundliches Wesen, und sie kann ganz dezent flirten, was ich überhaupt nie gelernt habe.

Dr. Armbruster: Das hört sich gut an! Was gefällt Ihnen denn noch an ihr?

Herr Stilz: Ich weiß nicht, sie hinkt etwas – vielleicht hat sie ein Holzbein?

Dr. Armbruster: Charmant! Und das würde Ihnen auch gefallen?

Herr Stilz: Machen Sie keine Witze jetzt! Ich bin es nicht gewohnt, über solche Dinge zu sprechen.

Dr. Armbruster: Nein, das war kein Witz. Ich frage mich stattdessen ernsthaft, ob ein Holzbein oder was auch immer Sie daran hindern könnte, wieder Kontakt mit dieser offenbar interessanten und anziehenden Frau aufzunehmen. Was werden Sie also als Nächstes tun?

Herr Stilz: Ich weiß nicht recht ...

Dr. Armbruster: Was haben Sie vielleicht schon überlegt, aber noch nicht getan?

Herr Stilz: Hm ... Ich könnte ihr eine Karte schreiben und ihr von meiner neuen Kollektion berichten, sie in mein Geschäft einladen, bei dieser Gelegenheit einen Kaffee oder Tee anbieten und etwas mit ihr plaudern.

Dr. Armbruster: Eine gute Idee. Das könnten Sie schaffen?

Herr Stilz: Ja, das ist ein ganz guter Plan. Abgesehen davon – ich habe ja keinen anderen Plan außer diesem.

Dr. Armbruster: Es gibt nichts Gutes, außer man tut es, könnte man sagen, und es ist Ihre eigene Idee gewesen, Ihr Ziel auf diese Weise anzugehen. Das finde ich bemerkenswert und mutig. Meinen Glückwunsch dazu! Ist es denn in Ordnung, wenn wir unser Gespräch heute mit diesem Ergebnis beenden?

Herr Stilz: Ja, in Ordnung, das hat einiges geklärt. Ich traue es mir jetzt auch zu.

Dr. Armbruster: Sehr gut! Darf ich Ihr Zutrauen in den Entlassungsbericht mit aufnehmen und ebenso Ihre Ziele und Vorhaben für die Zukunft? Sie bekommen natürlich eine Abschrift davon.

Herr Stilz: Ja, dann habe ich es auch schriftlich.

Dr. Armbruster: Genau. Manchmal ist das zusätzlich hilfreich. Ich wünsche Ihnen viel Glück und Erfolg dabei!

Herr Stilz: Und wenn es nicht klappt?

Dr. Armbruster: Dann dürfen Sie gerne wieder vorbeikommen und wir sprechen über einen Plan B oder das, was Ihnen dann wichtig ist. Das gehört für uns hier zum Entlassungsmanagement dazu.

Herr Stilz: Danke. Auf Wiedersehen.

Dr. Armbruster: Alles Gute, Herr Stilz.

In den Geschichtsbüchern finden sich keine Aufzeichnungen, wie es mit Herrn Stilz weiterging. Allein die tragische Überlieferung eines „Rumpelstilzchens" ist der Nachwelt erhalten geblieben. Aus Aktenfragmenten der Buchenklinik, die man Jahrzehnte später fand, konnte man schließen, dass es einige Gespräche mit einem Patienten namens „Stilz", der sich selbst als „Rumpelstilzchen" bezeichnete, gegeben und schließlich eine reguläre Entlassung stattgefunden hatte. Und so bleibt es ein Rätsel im ewigen Rad der Geschichte, ob es weitere kriminelle Handlungen gab, vielleicht gar einen Suizid aus Wut oder Einsamkeit? Möglicherweise fand aber auch eine prächtige Hochzeit im Glanz von reichlich Gold und kunstvollem Zierrat statt.

Zu guter Letzt bleibt noch die Frage, ob es wohl Erben gab …? Etliche Betriebe mit dem Namen „Stilz" existieren tatsächlich bis heute, und eines Tages – wer weiß – kommt neues Licht in die Angelegenheit …?

Thorsten Wege

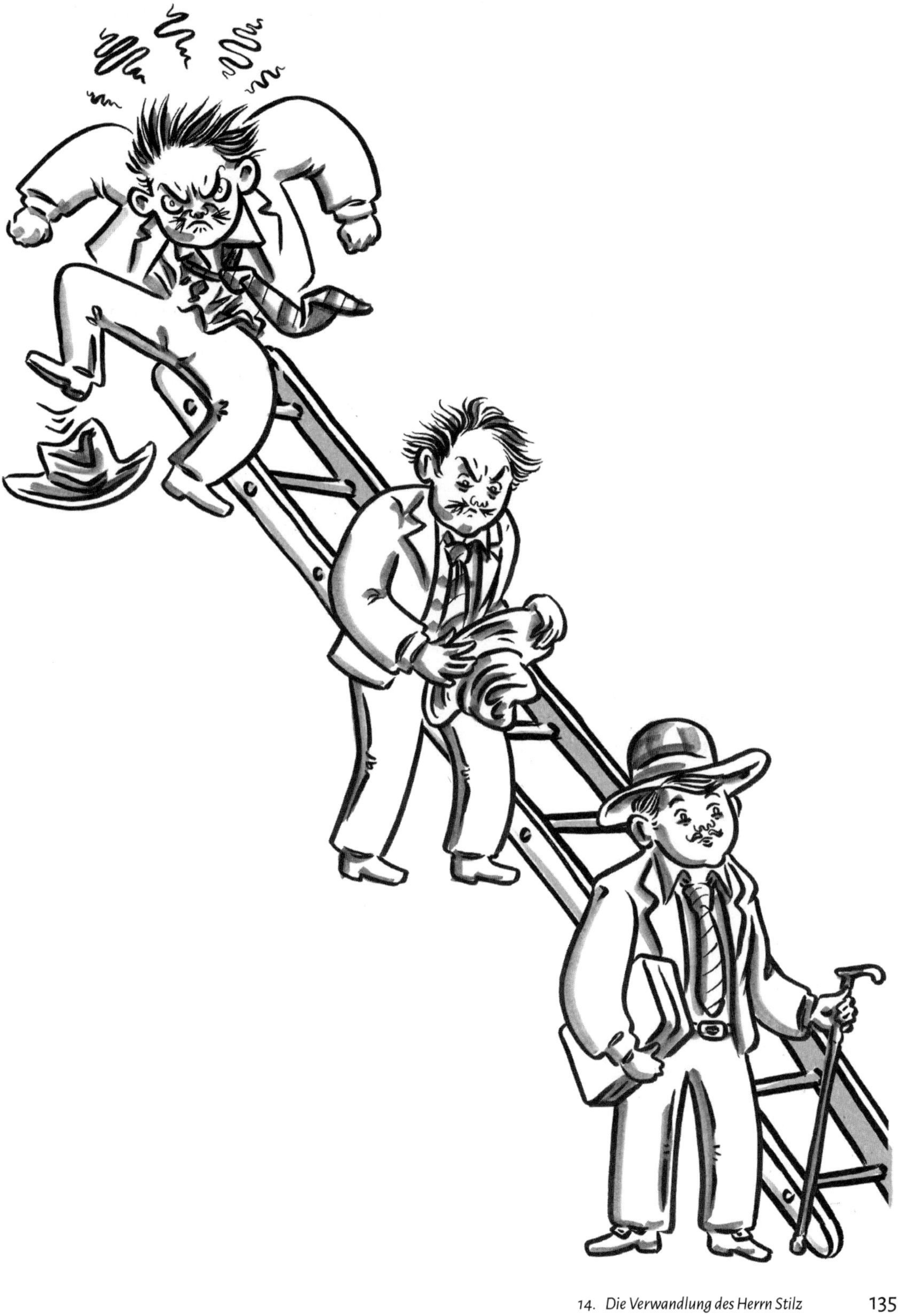

15. Räuberhaus für Runaways – Gruppentherapie in Norddeutschland

„Ei was, du Rotkopf", sagte der Esel, „zieh lieber mit und fort, wir gehen nach Bremen, etwas Besseres als den Tod findest du überall; du hast eine gute Stimme, und wenn wir zusammen musizieren, so muß es eine Art haben."
(Grimms Märchen 1976, S. 111)

Wir sind im „Räuberhaus", einer stationären Therapieeinrichtung für „Runaways". Die Räuber haben vor geraumer Zeit ihren ursprünglichen Beruf aufgegeben, Sozialpädagogik studiert und ihr Haus Tieren zur Verfügung gestellt, die von ihrem Verhalten, dem regelmäßigen Weglaufen, herunterkommen wollen. Die Tiere melden sich freiwillig im Räuberhaus. Sie verpflichten sich, während ihres Aufenthaltes an den Selbsthilfegruppentherapiesitzungen teilzunehmen und sesshaft zu sein.

Wöchentliches Gruppentreffen

Esel: Hallo alle miteinander, schön, dass ihr da seid. Wir haben heute eine Neue dabei, die erst seit einer Woche im Haus ist. Möchtest du dich vorstellen?

Hündin: Hallo, mein Name ist Hündin.

Alle: Hallo Hündin.

Hündin: Ähm ... ich bin Runaway.

(Schweigen)

Esel: Möchtest du uns ein bisschen mehr von dir erzählen?

Hündin: Ähm, naja, ähm, also, ich lebte mal auf einem Bauernhof, ähm, ja, und da habe ich es nicht mehr ausgehalten und bin eben weggelaufen.

Esel: Jaaah ...?

(Längeres Schweigen in der Runde)

Katze: Also, wenn kein anderer etwas sagen möchte! Hallo, mein Name ist Katze, ich bin Runaway und seit einem Jahr und fünf Monaten sesshaft.

Alle: Hallo Katze.

Katze: Ja, ich war auch auf einem Bauernhof, fast acht Jahre habe ich da gelebt. Zuerst ging es mir richtig gut. Ich hatte Spielkameraden – meine Geschwister. Wir fingen Mäuse, tobten im Stall herum und in der Scheune. Manchmal stellte die Bäuerin auch ein paar Essensreste vor die Haustür. Und im Winter durften wir sogar in die gute Stube und uns am Ofen wärmen. *(Katze fängt an zu weinen und fährt mit weinerlicher Stimme fort)*
Meine Geschwister sind leider unter den Mähdrescher gekommen und so war ich ganz allein. Da hat das Mäusefangen nicht mehr so viel Spaß gemacht. *(Katze schluchzt zweimal tief und erzählt weiter)* Und ich wurde auch nicht jünger. Die Affäre mit dem feschen Kater vom Nachbarhof haben mir meine Bauersleute ja noch verziehen, denn schließlich bekam ich fünf Junge. Die sollten ja mal die Jagdaufgaben übernehmen. *(Ein weiterer Tränenausbruch erfolgt. Esel reicht Taschentücher herüber. Nach einer Weile spricht Katze weiter)* Keins hat überlebt, und das nur, weil ihr Vater nicht in der Lage war, auf sie aufzupassen. Der hat lieber einen gezwitschert, als sich um die Kinder zu kümmern – ich konnte ja nicht alles machen ...
(Katze schnieft nachhaltig und beruhigt sich dann wieder. Mit Restschluchzern beginnt sie zu schweigen)

Esel: *(zu Katze)* Möchtest du noch mehr erzählen?

Katze: *(schüttelt wortlos den Kopf)*

Hahn: Hallo allerseits, ich bin Hahn und Runaway und seit fünf Monaten und einer Woche sesshaft.

Alle: Hallo Hahn, schön, dass du da bist.

Hahn: Ja, hallo alle miteinander, toller Tag heute, schon einen kleinen Ausflug gemacht? Ha, ha, ha, kleiner Scherz von mir.

(Niemand lacht)

Hahn: Ja, was soll ich sagen, ich bin ja eh' so ein „Rumflieger", ha, ha, ha!

(Weiteres Schweigen)

Esel: Hahn, möchtest du uns von deinen Erfahrungen erzählen?

Hahn: Ja, es fing damit an, dass die Hühner schneller wurden als ich, ha, ha, ha. Ihr kennt ja den, wo der Hahn sich totstellt und ein Huhn ankommt und jammert: unser Hahn ist tot, oh unser armer Hahn. Da blinzelt der Hahn und zischt leise: hau ab, du verdirbst mir sonst die Nummer mit der Geierin! Hahaha.

(Verstecktes Gekicher)

Hahn: Ja, so war ich früher. Aber zurück zum Thema. Also, der Bauer wurde immer unzufriedener mit mir und kaufte einen jungen Hahn. Den habe ich zu einem Wettrennen überredet und ihn gebeten, mir wegen meines Alters doch einen kleinen Vorsprung zu geben. Und als wir dann losgerannt sind, ich vorne weg, der Jungsche hinterher. Da kam der Bauer aus dem Haus, packte den Jungen und drehte ihm den Hals um. „Schwule Hähne kann ich nicht gebrauchen", schimpfte der Bauer, ha, ha, ha. Nee, ernsthaft, der Jungsche wurde von einem Auto überfahren. Der Autofahrer hob ihn auf, brachte ihn zum Bauern und fragte: „Kann ich den Hahn ersetzen?" Darauf der Bauer: „Na, wenn die Hühner einverstanden sind!" Hahaha!

Esel: Eine deiner besonderen Fähigkeiten ist wohl, die Leute um dich herum zu unterhalten, machst du das schon länger?

Hahn: Naja, fing irgendwie an, als ich das erste Mal weggerannt bin. Da war ich so gut drauf, mir fielen Scherze und Witze ein, und die anderen lachten darüber, und ich war plötzlich wieder beliebt. Und so entwickelte ich ein regelrechtes Programm – also kennt ihr den? Da gehen ein Hund, ein Kater und ein Pferd in die Apotheke und ...

Esel: *(unterbricht Hahn)* Ich glaube, wir haben heute von dir erst einmal genug gehört. – Mein Name ist Esel.

Alle: Hallo Esel.

Esel: Ich bin Runaway und seit drei Jahren sesshaft.

Katze: Dann bekommst du ja heute die 3-Jahres-Medaille.

Esel: Ja, ja, das machen wir bei einem der nächsten Treffen. Heute will ich euch von mir erzählen. Ja ... vor über drei Jahren bin ich das letzte Mal weggerannt. Es war für mich immer eine Lösung, wenn ich mit den Problemen auf dem Hof nicht zurechtkam. Mal war mir der Wagen zu schwer, mal zu wenig Heu zum Fressen da. Dann sollte ich zur Nachtzeit den Karren ziehen, weil die Bäuerin den Bauern von einem Fest abholen wollte, weil der nicht mehr laufen konnte. Und ich bin weggerannt, weil ich keine Lust hatte oder ich nur den Eindruck hatte, dass mir Unrecht geschieht. Es war ja auch so einfach, schnell eine kleine Auszeit, etwas Entspannung und Wohlgefühl. Und dann war die Welt viel rosiger, einfacher und das „Es-geht-mir-am-Arsch-vorbei-Gefühl" machte vieles erträglicher. Ich merkte gar nicht, dass nach einer Weile die „kleinen Auszeiten" nicht mehr reichten, sie wurden länger und länger. Erst eine halbe Stunde, dann eine, zwei, und schließlich blieb ich tagelang weg. Und je länger ich weg war, umso schlimmer war das Zurückkommen. Ich hatte ja nichts gegessen und kaum geschlafen. Oft hatte ich gar kein Zeitgefühl mehr

und mich auch körperlich verausgabt, so richtig die „Sau rausgelassen". Wenn ich dann zurückkam, zitterte ich am ganzen Körper, hatte kalte Schweißausbrüche, wollte mich am liebsten ganz tief im Stroh verkriechen und war nur daran interessiert, wann ich endlich wieder abhauen kann. Zuerst haben meine Bauersleute ja nicht wirklich was gemerkt. Im Gegenteil, nach einer kurzen Auszeit erfüllte ich meine Aufgaben viel fröhlicher. Ich war nicht mehr so mürrisch und bockig und die Bauersleute lobten mich und schienen mit mir zufrieden zu sein. Aber dann fiel es natürlich auf, dass ich mir Auszeiten nahm. Ich musste mir dafür ja auch Zeit stehlen, und das blieb nicht unentdeckt. Natürlich leugnete ich, wenn der Bauer sagte: „Na warst du schon wieder weggetreten? Woher hattest du denn die Zeit dafür? Ich habe dir doch gesagt, es ist Zeit für den Heuballentransport!"
Ja, so spitzten sich die Konflikte immer weiter zu. Und eines Abends, ich wollte mir gerade noch etwas Proviant für die nächste Auszeit aus der Küche besorgen, so die guten Sachen, Möhren und Äpfel, die man auch an andere Runaways verticken kann. Da hörte ich die Bauersleute reden: „Wir sollten uns von dem Esel trennen. Der ist kaum noch zu etwas zu gebrauchen. Ständig ist er auf einem Trip, nicht da, wenn man ihn braucht und wenn er da ist, dann ist er so fertig, dass er auch zu nichts nutze ist. Ja, wir wollen ihn zum Abdecker bringen, dann gibt es wenigstens noch eine schöne Salami." Puh, das hat gesessen – zum Abdecker! Es schoss mir heiß durch alle Gliedmaßen: jetzt geht es wohl zu Ende. Ich könnte mir ja die finale Auszeit nehmen, aber was wäre das anders als der Abdecker? Dann fiel mir ein, ich hatte auf einer der Auszeiten mal von dem Räuberhaus hier gehört, dass man hier hingehen und sesshaft werden kann. Ja, nun bin ich schon über drei Jahre hier.

(Alle sind etwas nachdenklich)

Katze: Danke Esel für deine Geschichte.

Esel: Ich danke euch fürs Zuhören. Möchte noch jemand was erzählen?

(Schweigen)

Esel: Ja dann, bis nächste Woche, selbe Uhrzeit hier im Gruppenraum. Und Katze, bitte bring ein paar Kekse mit, du bist dran.

Gruppentreffen eine Woche später

Katze und Hahn stehen im Gruppenraum herum und nehmen sich einen Kaffee von der Thermoskanne, die auf dem Sideboard steht. Katze hat keine Kekse mitgebracht.

Katze: Hab' ich mir doch gedacht, dass Hündin nicht wiederkommt, die ist noch lange nicht so weit.

Hahn: Die verträgt wohl keine Scherze, ha, ha, ha. Ich hab' da auch noch einen mit einem Hund: Geht ein Hund im Park spazieren ...

Katze: Ach halt doch deinen Schnabel, dein Gegacker ist ja unerträglich! Vielleicht ist Hündin nochmal richtig abgehauen. Habe ich auch gemacht, bevor ich endlich hier im Räuberhaus sesshaft wurde.

Hahn: Spar dir dein Gemaunze, bis wir in der Gruppensitzung sind. Du bist ja auch kaum zu ertragen mit deinem Geklage. Ooh, der Kater, deine Herrschaften, die schlimmen Verluste ... Immer ist irgendwas schuld an deinem Leben, nur du nicht. Du hast nie was damit zu tun! Und an die Kekse hast du auch nicht gedacht.

Katze: Hab' ich wohl. Und da beschwert sich gerade der Richtige. Jedes Mal, wenn jemand betroffen ist oder wenn es zur Sache geht, fängst du an Scherze zu machen. So wirklich was von dir erfahren haben wir ja noch nicht, und das, obwohl du nun schon seit fünf Monaten hier bist. Und an die Kekse habe ich wohl gedacht! Was kann ich dafür, dass der Supermarkt von Eins bis Drei zu hat, kann ja keiner wissen, bei so einem großen Supermarkt ...

Hahn: *(beleidigt)* Fünfeinhalb! Fünf Monate und eine Woche war ich letzte Woche schon sesshaft!

Katze: Jaja, und rechthaberisch bist du auch noch, was soll die Krümelkackerei? Wir sind hier, um uns zu öffnen und zu unterstützen, damit wir mit dem Leben besser zurechtkommen. *(hämischer Unterton)* Nun erzähle doch mal was von dir ...!

(Esel kommt in den Gruppenraum)

Esel: Hallo, hallo, was höre ich da für Töne? Oberste Prinzipien unserer Treffen sind: Wir beschuldigen nicht, wir hören einander zu, wir lassen jeden ausreden, wir bewerten nicht, wir unterstützen einander durch unsere eigenen Erfahrungen.

(Katze und Hahn ziehen die Köpfe ein und blicken betroffen nach unten)

Beide: Ja, du hast ja recht, Entschuldigung.

Hahn: Aber Hündin ist nicht wiedergekommen.

Esel: Mal abwarten, also willkommen alle miteinander. Wer möchte heute von sich erzählen?

(In diesem Moment betritt Hündin den Raum, sehr leise, mit eingezogenem Schwanz und gesenktem Kopf)

Hündin: Hallo, tut mir leid dass ich zu spät komme. Ich will es immer richtigmachen, und da bin ich sehr zeitig los. Vom Wohnhaus hierher bin ich zunächst noch zum Brunnen, weil ich so durstig war. Und dann sah ich, wie die Rehe auf der Wiese Federball spielten, und das sah so friedlich aus, dass ich dachte, ja, da willst du auch mal mitspielen. Aber als die mich sahen, rannten sie weg und ich rannte hinterher. Ich wollte ihnen ja nur sagen, wie sehr ich ihr Spiel bewunderte. Und dann habe ich mich zu sehr vom Gelände entfernt. Ich wollte mit dem Bus zurückfahren, aber der kam nicht. Also doch laufen, und das dauerte.

Esel: Ist okay. Schön, dass du da bist, Hündin. Also nochmal von vorne: herzlich willkommen alle miteinander zu unserem wöchentlichen Meeting. Wer möchte denn heute von sich erzählen?

(Längeres Schweigen. Hahn, Katze und Hündin schauen durch den Raum, an die Decke oder auf den Boden. Esel versucht Blickkontakt zu einem von ihnen herzustellen. Seine Augen treffen auf Hündin, die seinem Blick nicht mehr ausweichen kann)

Esel: Hallo Hündin, es ist schon eine tolle Leistung von dir, dass du es wieder geschafft hast, zu unserem Treffen zu kommen. Wie ist es dir denn zwischen dem letzten Treffen und heute ergangen? Was hast du gemacht?

Hündin: *(zögerlich)* Ich heiße Hündin und bin seit gut acht Tagen sesshaft.

Alle: Hallo Hündin, willkommen.

Hündin: Ja, was habe ich gemacht? Nach unserem letzten Treffen bin ich in die Entzugsstation, wo man den ersten Schritt in die Sesshaftigkeit macht. Das war so richtig hart, plötzlich so von 100 auf 0, nicht mehr rumstreunen, high sein und das alles. Und dann die körperlichen Erscheinungen, aber das kennt ihr ja, ihr seid ja viel erfahrener als ich.

Esel: Erzähl ruhig, was dir wichtig ist, wir lernen viel aus den ganz persönlichen Erfahrungen der anderen.

Hündin: Na ja, als es mir so richtig dreckig ging mit Schüttelfrost, Halluzinationen, Bauchkrämpfen, da wollte ich nur noch raus. Es wäre mir egal gewesen, wenn ich mit dem nächsten Weglaufen unter die Räder gekommen wäre. Der Pflegeräuber, der auf mich aufpasste, hat mich beruhigt, mir Suppe gebracht und mich getröstet. Ohne ihn hätte ich das wohl nie durchgehalten. Und als die Krise nach drei Tagen vorüber war, habe ich erst einmal nur geschlafen. Ich weiß nicht wie lange, schlafen, essen, ein bisschen Körperpflege, schlafen und immer so weiter. Der Pflegeräuber hat darauf geachtet, dass ich wieder zu mir komme. Er hat mich auch an den Termin heute erinnert.

Esel: Da hast du ja wirklich vieles geschafft in dieser Woche, Respekt und Applaus!

(Alle applaudieren. Katze ist inzwischen wieder in Tränen ausgebrochen und beginnt unter Schluchzen zu sprechen)

Katze: Ich bin Katze und ich bin Runaway und seit einem Jahr und fünf Monaten sesshaft. Es hat mich tief bewegt, was Hündin von ihrem Entzug erzählt hat. Ich musste an meinen eigenen Entzug denken und wie die Pflegeräuber mir geholfen haben. Keiner vorher hat sich je so um mich gekümmert, meine Eltern nicht, der Kater meiner Kinder nicht, die Bauersleute nicht. Meine Eltern waren nie da. Wir waren als Kinder immer alleine. Meinen Vater habe ich ja gar nicht gekannt, und meine Mutter hat auch nie über ihn gesprochen. Wahrscheinlich war er auch Runaway, oder er hat gesoffen. Wenn einer von uns Geschwistern nach dem Vater fragte, sagte meine Mutter immer, er hat sich bemüht, konnte dann aber doch kein guter Vater sein.

Esel: Es ist zwar ungewöhnlich, aber ich möchte dich bei deinen Erzählungen mal unterbrechen. Erlaubst du es?

Katze: Ja, was ist denn?

Esel: Mir fällt auf, dass du häufig Worte wie „immer“, „keiner“ und „nie“ benutzt. Das sind Worte, die machen Schilderungen so allumfassend, so endgültig und es fällt mir schwer mir genau vorzustellen, was genau du erlebt hast. Kannst du deine Schilderungen fortsetzen und mal darauf achten, diese verallgemeinernden Worte zu vermeiden?

Katze: Ja, ich kann es ja mal versuchen. Also immer – äh, nein – also, wenn jemand die Mama nach dem Papa fragte, also meistens beim Abendessen, wenn wir Kinder wieder mal den ganzen Tag alleine draußen waren und uns zwischen Spielen und Mäuse fangen fragten, was unser Papa uns jetzt zeigen würde, ja, dann sprachen wir unsere Mama auf ihn an.

Esel: Was hätte euch denn euer Papa zeigen oder beibringen können, wenn er da gewesen wäre?

Katze: Na, ein paar Tricks, wie man die Mäuse schneller fängt und wo sie ihre Verstecke haben. Wenn ich nicht genug Mäuse fangen konnte, musste ich immer ...

Esel: Ähem ...

Katze: Äh ... oft, also nur an den Tagen, wenn die Bäuerin keine Essensreste rausstellte, dann musste ich hungrig ins Bett gehen.

Esel: Und wie oft ist das so vorgekommen?

Katze: *(denkt nach)* Na, so ein bis zwei Mal die Woche.

Esel: Kannst du dir vorstellen, dass es auch Vorteile hat, ab und zu mal eine kleine Fastenzeit einzulegen?

Katze: *(schmunzelt)* Nun, man sagt ja, Intervall-Fasten hält schlank und agil. *(Sie dreht sich ein wenig und kreist mit den Hüften)* Ja, und das stimmt so auch, wie man ja sieht.

Esel: Also konntest du auch etwas Wichtiges lernen, weil dein Vater nicht dabei war.

Katze: Richtig, ... aber das mit dem Mähdrescher, das hätte er uns beibringen müssen.

Esel: Sicher, das ist überlebenswichtiges Wissen. Möchtest du uns erzählen, wie das war?

Katze: Ja klar. Als Kinder haben wir mal hier, mal da gehört, wie gefährlich Mähdrescher für Katzen und Kater sind. Die älteren Katzen und die von anderen Höfen erzählten davon, dass man im Feld sitzt und den Mäusen auflauert, und dann sieht man ja nichts außer den Kornhalmen. Man hört dann zwar ein Brummen, aber das kann auch von Traktoren oder Autos auf der nahen Straße kommen oder sogar von Flugzeugen. Und man spürt ein leichtes Vibrieren, aber das kann auch von wegrennenden Mäusen kommen oder anderen kleinen Tieren, die auf der Flucht sind. Also jede Katze, die auf Jagd ist, bleibt bei einem Vibrieren erst einmal auf der Lauerposition.

Esel: Was hätte dein Vater dir denn beibringen können, wo du doch all die wichtigen Dinge schon weißt?

Katze: Er hätte uns schützen müssen, meine zwei Brüder und mich. Beide Brüder sind unter den Mähdrescher gekommen.

Esel: Und du Katze, du konntest dich retten, wie hast du das geschafft?

Katze: *(überlegt und spricht sehr nachdenklich)* Ich glaube, ich habe in dem Moment an meinen Vater gedacht und überlegt, was er wohl machen würde, wenn er das Vibrieren spürt. Und ich dachte, er würde wohl eher weglaufen und nicht noch die nächste Maus fangen wollen. Er würde lieber hungrig ins Bett gehen, als ein zu hohes Risiko einzugehen. Ich rief noch zu meinen Brüdern „lasst uns verschwinden", und dann rannte ich los. Als sie abends nicht nach Hause kamen und auch den nächsten Tag nicht, da war mir klar, der Mähdrescher hatte sie erwischt. Ich habe mich sooo schuldig gefühlt, gedacht, es ist meine Schuld, dass sie gestorben sind. Das hat mich immer verfolgt und deshalb fing ich wohl an, bei schwierigen Situationen wegzulaufen. Ich wollte mich nie wieder so schuldig fühlen.

(Alle schweigen eine Weile)

Esel: Danke Katze für deine Geschichte. Ich kann jetzt vieles besser verstehen und schätze dein Vertrauen.

Hündin und Hahn: Ja. Danke, ich auch, ich auch.

Esel: Ja, dann lasst uns noch einen Kaffee trinken und wir sehen uns nächste Woche wieder. Hahn, du bist dran, einen Snack mitzubringen.

Drittes Gruppentreffen der vier, eine weitere Woche später

Hündin ist als Erste im Raum und schaut sich um. Die Thermoskanne mit dem Kaffee steht schon auf dem Sideboard. Sie legt zwei Tüten mit Keksen dazu. Suchend schaut sie sich nach Tellern um, findet aber keine. Sie läuft ca. 2 Minuten hin und her, schaut immer wieder auf die Uhr und setzt sich dann auf einen Stuhl im Stuhlkreis. Hahn kommt herein.

Hahn: Hallo Süße!

Hündin: *(etwas irritiert)* Hallo Hahn. *(schaut etwas schüchtern auf ihre Knie)*

Hahn: Ist ja toll, dass du wieder dabei bist. Ist schon super, noch 'ne Frau in der Gruppe zu haben und nicht nur Katze, und dann auch noch so 'ne attraktive!

(Hündin schaut weiter verlegen auf ihre Knie)

Hahn: Hattest wohl viele Verehrer, draußen beim Rumstreunen. Na ja, ist ja bei euch Hunden nicht viel anders als bei uns, wenn's juckt nimmt man, was kommt.

(Hündin läuft rot an im Gesicht und fühlt sich sichtlich unwohl. Zum Glück kommt in diesem Moment Katze herein)

Katze: *(zu Hündin)* Lass dich von dem Gockel bloß nicht anmachen, der kann ja nix anderes. Dabei ist der für nicht viel von Nutzen. Wenn die Hühner ihn nicht für den Nachwuchs gebraucht hätten, wäre er gleich in den Suppentopf gewandert.

Hahn: *(zu Katze)* Pissnelke! Bist ja nur neidisch, weil dich dein Alter nicht mehr wollte. Bei dir wäre ich auch abgehauen, also so richtig und nicht nur auf 'nen Trip.

Katze: *(zu Hahn)* Ach ja, wärst du das? Und warum hat es so lange gedauert bis du zum Räuberhaus gekommen bist? Dein Hof liegt doch gar nicht weit weg von hier. Haben deine süßen Hennen dich nicht gehen lassen? Oder sind sie lachend um dich herumgetanzt, wenn du mal wieder voll weggetreten warst?

(Hahn setzt zur Erwiderung an und Hündin schluchzt laut auf und geht verbal dazwischen)

Hündin: Hört auf! Ich halte das nicht aus! Das ist ja wie auf meinem Hof, ständig Gekeife und Gezanke. Mir platzt mein Kopf!

(Katze und Hahn sind erschrocken, schauen sich betroffen an. In diesem Moment kommt Esel)

Esel: Nanu, was ist denn hier los? Habe ich etwas verpasst?

Hündin: *(schluchzend)* Hahn und Katze haben sich gestritten, ich halte das nicht aus! Es weckte bei mir so viele Erinnerungen an den Hof und die Bauersleute, an all die schlimmen Zeiten.

Esel: *(mit ruhiger Stimme)* Also – eines nach dem anderen. Erst einmal guten Tag alle miteinander und schön, dass wir wieder ein Treffen haben können und alle dabei sind.

Die Anderen: Guten Tag miteinander.

Esel: Hündin, möchtest du weitererzählen, ich habe deine Rede ja wegen des Begrüßungsrituals unterbrochen. Weißt du, Rituale sind wichtig, deshalb sagen wir eingangs auch immer unseren Namen, unsere Erkrankung und wie lange wir schon sesshaft sind. Damit werden alle zu ganz individuellen wichtigen Personen. Also, Hündin?

Hündin: Ja okay, ich bin Hündin und Runaway und seit drei Wochen sesshaft. Die Situation vorhin war so schrecklich für mich, fast wie zu Hause. Also, ich lebte auf einem Bauernhof. Dort war ich schon, als ich noch ein kleiner Welpe war. Alle fanden mich süß, streichelten mich und spielten mit mir. Aber je älter ich wurde, desto mehr musste ich auf dem Bauernhof arbeiten. Zuerst nur die Schafe hüten für ein paar Stunden am Tag. Dann auch noch die Kühe zusammentreiben, die Katzen *(zu Katze gewendet)* – Entschuldigung, du bist ja nicht gemeint – vom Hühnerstall vertreiben, denn die haben sich gerne mal ein Küken geholt. Und zum Schluss war ich dann auch noch Wachhund für den Hof. Jede Nacht draußen angekettet und wachsam sein, das war einfach zu viel!
Der Bauer war ja manchmal ganz nett zu mir, der kam dann spätabends heimlich, setzte sich neben mich, streichelte und liebkoste mich und schimpfte und beschwerte sich über die Bäuerin. Die hatte einen richtigen Hass auf mich, obwohl sie

von den heimlichen Besuchen des Bauern ja gar nichts wusste. Oder doch? Jedenfalls bekam ich von ihr häufig Tritte und als Futter nur das Allerletzte. Erst wenn ihre *(ironischer Ton)* süßen Kätzchen *(zu Katze)* – Entschuldigung Katze – versorgt waren oder etwas nicht essen mochten, zum Beispiel die Gräten von den Fischen, die Knochen ohne Fleischreste oder verkochtes Gemüse, das bekam ich dann.
Ganz schlimm wurde es, als der Hund vom Nachbarhof Interesse an mir zeigte. Der Bauer wachte darüber, dass er mir nur nicht zu nahekam. Der schien fast eifersüchtig zu sein. Die Bäuerin wollte es auch nicht, denn die hatte Angst, ich könnte schwanger werden. Ich mochte den Hund ja auch nicht besonders, aber ich fühlte mich geschmeichelt, weil ich beachtet wurde. Und eines Tages, der Bauer war auf dem Feld und die Bäuerin einkaufen und ich hatte die Hühner zu bewachen, da kam der Hund angeschlichen und ist über mich hergefallen. Und das hatte natürlich seine Folgen. Die Bäuerin, wie gesagt, wollte keinen Nachwuchs. Nur unnötige Fresser, sagte sie immer. Sie machte den Bauern dafür verantwortlich, dass ich schwanger war und sie trat mich solange, bis ich eine Fehlgeburt hatte. Danach konnte ich keine Kinder mehr kriegen und es war egal, wenn der Nachbarhund wieder über mich herfiel. Manchmal brachte er auch noch ein paar Kumpel mit. Ich war ja meistens angekettet, konnte mich also nicht mal wehren. Na ja, irgendwie habe ich das ausgehalten.
Am schlimmsten war, wenn ich spätabends endlich ein bisschen Ruhe hatte, wenn die Bauersleute anfingen sich zu streiten. Ich weiß nicht, um was es ging; ich hörte nur ab und zu „der blöde Hund", „die gehört vom Hof gejagt", oder „lass doch den Hund in Ruhe" und „du hast sie ja wohl lieber als mich". Ich fühlte mich dann schuldig, wenn die stritten, denn offensichtlich ging es ja um mich. Oft kam dann spätabends der Bauer noch zu mir um sich ein paar Streicheleinheiten abzuholen und sich auszuheulen. Ich wollte nur noch weg, aber wie? Ich war ja angekettet.
Eines Tages kam der Nachbarhund und sagte, er hätte den Schlüssel zu meiner Kette, und wenn ich ihm zu Willen wäre, dann würde er ihn mir geben. Kaum hatte er das Schloss geöffnet, bin ich, so schnell ich konnte, weg. Und so wurde ich zum Runaway. Ich wusste ja nicht wohin. Also traf ich die Kumpel vom Nachbarhof und wir streunten durch die Gassen.
Aber das Leben auf der Straße war sehr anstrengend. Da ging ich auf den Hof zurück. Doch die Bauersleute verjagten mich. Ich solle mich nicht mehr blicken lassen, sonst würden sie mich erschlagen. Also zog ich wieder durch die Lande. Das hatte manchmal was Abenteuerliches. Mal hier, mal da, und gegen Zuneigung bekam ich auch mal was zu Essen oder einen Schlafplatz. Es war schon ein Gefühl von Freiheit und Unabhängigkeit, keine Aufgaben, keine Vorschriften, nur rumstreunen, abhängen, essen und Sex.

Esel: Was hat dich dann zu dem Wunsch gebracht, sesshaft zu werden?

Hündin: Na ja, wirklich gut ging es mir mit diesem Leben nicht. Immer wenn ich nicht gerade high war, ging es mir ganz schön dreckig. Dann fror ich, hatte Hunger. Draußen kann es ganz schön kalt werden und nass. Und manchmal fehlten mir sogar die Bauersleute, auch wenn sie mich misshandelt und ausgenutzt haben. Aber sie waren meine Familie, ich gehörte zu ihnen und das wollte ich wiederhaben, irgendwo dazuzugehören. Und dann schwärmte eine andere Hündin, die ich auf dem Straßenstrich kennen gelernt hatte, vom Räuberhaus. Dass man da hingehen kann und aufgenommen wird und was zu essen bekommt und ein warmes Bett. Und man lernt andere Leute kennen mit ähnlichen Erfahrungen. Das klang für mich wie das Paradies.

Esel: Das ist eine sehr bewegende Geschichte. Hat die andere Hündin dir denn auch erzählt, warum sie nicht im Räuberhaus geblieben ist, wenn es doch so viele Vorteile hat?

Hündin: Ja, hat sie. Sie meinte, die Regeln seien ätzend, nichts für jemand, der Freiheit gewohnt ist. Man muss pünktlich sein, an den Gruppentreffen teilnehmen, darf das Gelände nicht unerlaubt verlassen, muss Aufgaben für die Gemeinschaft übernehmen, wie Wäsche waschen, Gartenarbeit, Putzdienste und so ...

Esel: Und das hat dich nicht davon abgehalten, hierherzukommen, ist doch fast so wie auf dem Bauernhof?

Hündin: Nein, nein, ich habe mir gesagt, ich kann es ja mal ausprobieren. Wenn es mir nicht gefällt, kann ich ja wieder abhauen.

Esel: Interessant, was müsste denn passieren, dass du dich gegebenenfalls wieder fürs Abhauen entscheidest?

Hündin: *(versinkt ins Nachdenken, dann)* Ich müsste mir wieder verloren und verstoßen vorkommen.

Esel: Und woran würdest du feststellen, dass du wieder verloren und verstoßen bist? Oder besser anders herum, woran würdest du merken, dass du akzeptiert und dazugehörig bist?

Hündin: *(wieder nach einem längeren Überlegungsprozess)* Ich würde es merken, wenn man mich liebt und auf mich zugeht.

Esel: Ähem, wenn ich das so höre, dann machst du dein Befinden davon abhängig, was andere tun. Kannst du auch selbst etwas tun?

Hündin: *(überlegt ein weiteres Mal)* Ja, ich kann etwas machen, was mir Spaß macht und andere einladen mitzumachen. Ich kann Gitarre spielen, und vielleicht finden sich ja noch andere, die auch Lust haben Musik zu machen.

Katze: Ich kann Flöte spielen.

Hahn: Ich kann singen ...

Esel: Langsam, langsam. Hündin, ich danke dir erst einmal für deine Geschichte und deine Idee.

Alle: Danke Hündin.

Esel: Ja, dann Schluss für heute und wir sehen uns in einer Woche wieder.

Viertes Gruppentreffen

Der Kaffee steht wie üblich auf dem Sideboard und daneben eine Torte. Katze und Hündin betreten als Erste den Raum.

Katze: Oh, es gibt was zu feiern! Toll! Immer, wenn jemand ein Ziel erreicht hat, feiern wir. Darauf freue ich mich, besonders wenn die Sitzungen mal wieder so langweilig sind, dann denke ich an die nächste Feier.

Hahn: *(kommt dazu)* Super, eine Torte – bestimmt, weil ich heute meine Medaille für sechs Monate bekomme, ein ganzes halbes Jahr!

Esel: *(kommt herein und geht zu der Gruppe am Sideboard)* Ja, heute gibt es was zu feiern, aber zunächst haben wir erst einmal unsere Gruppensitzung.

(Alle nehmen im Stuhlkreis Platz)

Esel: Ich begrüße euch alle ganz herzlich, hallo miteinander.

Katze, Hündin, Hahn: Hallo Esel.

Esel: Wir haben schon viel voneinander erfahren und gelernt. Wer möchte uns denn heute von sich berichten?

Hahn: Ähem, ich glaube dann bin ich wohl dran, alle anderen haben ja schon von sich erzählt.

Esel: Hahn, so sind die Regeln hier nicht. Keiner muss von sich erzählen. Es sprechen die, die wollen.

Hahn: Doch, doch, ich will ja. Ich komme mir schon fast wie ein Außenseiter vor. Also, ich bin Hahn, ich bin Runaway und seit sechs Monaten sesshaft. Ja also, wo fange ich an? Von meiner Rolle auf dem Hof habe ich ja schon erzählt und auch warum der Bauer mich loswerden wollte. Ja, was gibt es noch zu erzählen? *(längere Pause)*

Esel: *(zu Hahn)* Hast du Lust auf ein kleines Experiment? Vielleicht kommen dir dann weitere Gedanken zu deinen Erfahrungen.

Hahn: Ja klar, nur zu, ich bin für jeden Spaß zu haben, ha, ha, ha.

Esel: Also stell dir vor, da ist die Leiter zum Hühnerstall, die hat 10 Stufen, die dein Wohlbefinden symbolisieren. Auf welcher Stufe hast du gestanden, als du als junger Hahn auf den Hof gekommen bist?

Hahn: Auf Stufe 10 natürlich!

Esel: Und woran machst du das fest?

Hahn: Ich war jung und attraktiv, alle Hühner bewunderten mich, sogar die eitlen Tauben warfen mir versteckte Blicke zu. Meine Scherze waren beliebt und ich war eben „der Hahn im Korb", ha, ha, ha!

Esel: Und als du den Hof verlassen hast vor über sechs Monaten, auf welcher Stufe hast du dich da wahrgenommen?

Hahn: Ganz unten natürlich, ich bin inzwischen alt, die Hühner verachten mich, der Bauer will mich im Suppentopf sehen, keiner lacht über meine Scherze, alle sind gegen mich!

Esel: Gut, das ist jetzt über sechs Monate her, so lange bist du nun schon im Räuberhaus. Wo siehst du dich heute?

Hahn: *(denkt nach)* Auf Stufe 3 vielleicht?

Esel: Und wie hast Du es geschafft von ganz unten auf Stufe 3 zu kommen?

Hahn: *(weiterhin sehr nachdenklich und ernsthaft)* Ich glaube, ich habe mich nicht mehr so wichtig genommen.

Esel: Was heißt das, nicht „wichtig genommen"?

Hahn: Na ja, so früher der Star, dann der abgewrackte Clown und jetzt eben normaler, also ich bin einer von Vielen und nicht so was Besonderes.

Esel: Das klingt spannend, was ist denn der Vorteil davon, „nicht so etwas Besonderes" zu sein?

Hahn: Nun ja, andere sind auch so, wie man selbst, man gehört einfach dazu.

Katze: Hört, hört!!!

Esel: *(zu Katze)* Du kennst die Regel ...

Hahn: Ach lass, sie hat ja recht. Oft spiele ich mich ja auf wie früher. Ich will mich dann einfach sicherer fühlen, und die alten Wege kenne ich eben gut.

Esel: Wenn du an die Zukunft denkst, wo auf der Leiter des Wohlbefindens möchtest Du denn hin?

Hahn: Darüber habe ich schon nachgedacht, also Stufe 7 oder 8, das würde mir genügen. 10 muss nicht sein, die Zeit war auch viel zu anstrengend. Immer in Topform ist ganz schön stressig. Also lieber ein bisschen mehr Mittelmäßigkeit und damit mehr Zufriedenheit.

Esel: Und was denkst du, müsstest du tun, um von jetzt Stufe 3, sagen wir mal, auf Stufe 4 bis 5 zu kommen?

Hahn: *(wieder sehr nachdenklich)* Stufe 4 bis 5, puh?! Ich glaube, ich müsste mehr zuhören, nicht immer sofort losplappern. Dann kriege ich auch von den Anderen etwas mit. Dann kann ich auch Kontakt zu den Anderen herstellen. Und vielleicht sollte ich ihnen auch sagen, was ich an ihnen mag. *(kurze Pause)* Also Katze, an dir schätze ich deine Offenheit und dass du die Sachen direkt ansprichst. Und Hündin, von dir habe ich gelernt, dass Ehrlichkeit und sich etwas zutrauen einen weiterbringen kann. Und du, Esel, zeigst mir, dass man so einiges in seinem Leben hinterfragen kann und Nachdenken manchmal weiter führt, als schnelle Erklärungen parat zu haben. Ja, dafür danke ich euch.

Katze: Ich danke dir auch. Gut, dich mal von dieser Seite kennenzulernen.

Hündin: *(etwas schüchtern)* Ja, ich danke dir auch, ich kann nicht gut mit Komplimenten umgehen – aber das ist wohl mein Ding.

Esel: Vielen Dank Hahn, auch ich habe Neues über dich erfahren und von dir gelernt.

Hahn: Und was ist jetzt mit der Band, dem Vorschlag von Hündin? Ich kann nämlich singen und du, Esel, kannst das Schlagzeug spielen. Wir wären eine tolle Truppe und sicher schon bald berühmt!

Esel: Wir wollen mal nichts überstürzen! Es stimmt, es ist eine gute Idee, aber gut Ding will Weile haben. Heute feiern wir erst einmal ein paar Jubiläen, deshalb steht ja auch die Torte hier.

Hündin, du bist schon vier Wochen im Räuberhaus und sesshaft, deshalb bekommst Du die 1-Monats-Medaille!
Hahn, du hast schon sechs Monate geschafft sesshaft zu sein, und das hat ebenfalls eine Medaille verdient. Du bekommst die Halbjahres-Medaille!
Ja, Katze, und du hast deine Sesshaftigkeit auf eineinhalb Jahre ausgedehnt, auch das ist eine weitere Medaille wert!

Katze: Und du, Esel, bist nun schon über drei Jahre dabei; also, das warst du ja schon vor vier Wochen. Wir hoffen, du hast deine eigene Medaille nicht vergessen?!

Esel: Nein, nein. Klar habe ich die auch dabei. Lasst uns feiern und die Torte genießen!

Hahn: Und was ist nun mit der Band? Ich habe auch schon einen Namen für unsere Band: „Wabad Tofiwü"!

Die Anderen: Häääh? Ist das Finnisch?

Hahn: Nee, das ist die Abkürzung von: „Was Besseres als den Tod finden wir überall!"

Dagmar Hosemann

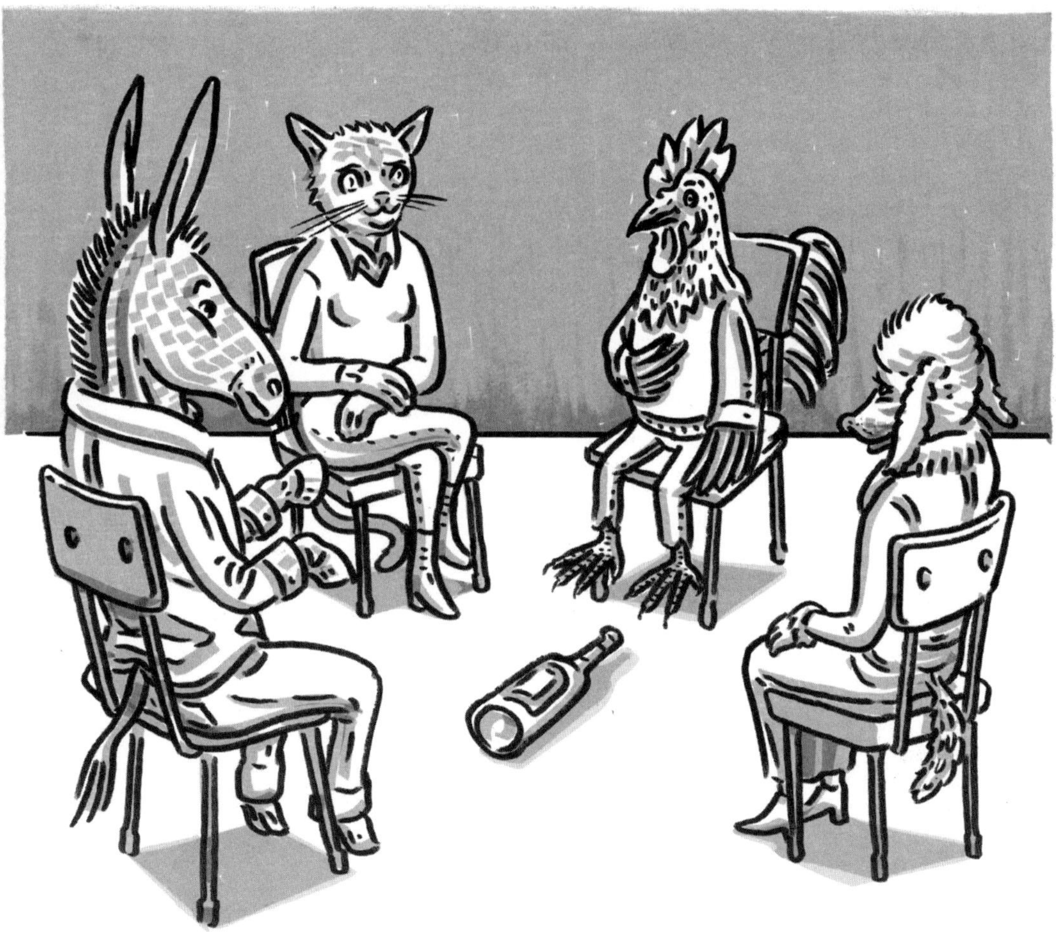

16. Gefahren im Wald und ein pelziger Besucher

Es ist Frühling. Wir sind in der Waldhütte der Kräuterfrau Walburga. Alles ist sehr gemütlich und zweckmäßig eingerichtet. In der kleinen Küche zieren Frühlingsblumen die Fensterbank. Auf dem Holztisch liegt eine matt schillernde große Glaskugel. Zu Besuch kommt ihre Freundin Gerhild.

Gerhild: Was für ein schöner Frühlingstag! Grüß dich, Walburga!

Walburga: Guten Morgen Gerhild. Setz dich doch, ich habe uns einen schönen Tee gekocht. Meine neueste Mischung aus frischen Fichtenspitzen und Kräutern von der Lichtung am Bach. Wie geht es euch denn, dir und deinen wundervollen Töchtern? Ich habe sie schon länger nicht mehr gesehen.

Gerhild: Danke für den Tee. Er ist wirklich köstlich. Mir geht es gut, und die Mädchen sind so lieb, wohlauf und guter Dinge. Ich kann mich glücklich schätzen. Immer, wenn ich die zwei Rosenbüsche im Garten anschaue, erinnern sie mich an meine Mädchen. Sie werden schon bald junge Frauen sein. Du weißt ja, Schneeweißchen ist ein eher stilles Kind und sehr häuslich. Rosenrot tollt noch immer gerne herum und ist keck und wagemutig wie eh und je.

Walburga: Das klingt doch gut, findest du nicht? Sie wachsen zusammen heran und du hast Freude an ihnen. Haben sie auch etwas gemeinsam?

Gerhild: Du stellst vielleicht Fragen am frühen Morgen! Aber ja – sie streiten nicht darüber, sondern sie sind einfach so unterschiedlich und sich dennoch herzlich zugetan.

Walburga: Ja, das ist selten in der Märchenwelt. Und die Tiere des Waldes tun ihnen kein Leid an, habe ich gehört. Wenn ich in meine Kugel schaue, dann sehe ich, dass ein Engel über sie wacht. Sie müssen etwas Besonderes sein. Auf jeden Fall klingt es nicht nach irgendwelchen Schwierigkeiten.

Gerhild: Nun, nicht wirklich, und ich will auch nicht über Probleme sprechen. Es ist seltsam: manchmal kommt mir alles ein wenig *zu* friedlich, *zu* idyllisch vor. Verstehst du, was ich meine?

Walburga: Ja – so ähnlich wie an schönen Sommertagen irgendwann Gewitter aufziehen können?

Gerhild: Genau! Der Vergleich passt gut. Kannst du nicht ein bisschen für mich in deine Kugel sehen, damit ich mich ein wenig sicherer fühle, was kommen mag?

Walburga: Werfen wir zuerst doch einmal einen Blick in die Gegenwart: Es liegt auf der Hand: Du machst deine Sache gut – schau dir einmal deine kleine Familie genau an! Da gibt es ganz andere Geschichten. Ich sah zum Beispiel, wie Rotkäppchen nur knapp dem Tod entkam, Rapunzel hätte man beinahe ihre Kinder weggenommen, ich habe einen Wolf gesehen, der als Erster in seiner Familie Vegetarier wurde und einen Prinzen, der sein Dornröschen nicht wachküssen konnte ...

Gerhild: Nicht dein Ernst?! Da sind wir hier ja fast wie im Paradies!

Walburga: *(schaut lange in die Glaskugel)* Nun ja. *(seufzt)* Solange keine Zwerge auftauchen ...

Gerhild: Wie jetzt? Was meinst du damit?

Walburga: Die sind manchmal unberechenbar trotz ihrer putzigen Bärte und Mützen, und sie können ganz schön bedrohlich sein, denn manchen ist Freundlichkeit und Wohlwollen zuwider. Mehr kann ich dir darüber jetzt nicht sagen, ich sehe alles noch sehr verschwommen ... Schneewittchen ist den kleinen Gesellen sehr zugetan, wie ich letztens von meiner Freundin, der Blumenfrau, hörte, aber es sind wohl nicht alle Zwerge so hilfsbereit.

Gerhild: Aha. Gut zu wissen. Das werde ich meinen Mädchen erzählen, dass sie sich in Acht nehmen. Da fällt mir gerade ein, dass die beiden unlängst über einen Zwerg gesprochen haben, dem sie im Wald beim Reisigsammeln begegnet sind. Sie hatten ihm wohl geholfen sich zu befreien, weil sein langer Bart eingeklemmt war, aber anstatt sich zu bedanken, hatte er nur garstig geschimpft und sich davongemacht. Ich habe nicht weiter nachgefragt, denn sie wirkten überhaupt nicht verängstigt, sondern hatten sich nur über seine Undankbarkeit aufgeregt. Aber nun mache ich mir doch Gedanken ...

Walburga: Hm ...!

Gerhild: Aber wo wir gerade über Gestalten, die auftauchen, sprechen: Bei uns klopfte eines Winterabends ein Bär an die Tür. Das Jahr war noch jung, es lag hoher Schnee, und eines Abends ...

Walburga: Gerhild, jetzt erzähl mir keine Geschichten! Bären klopfen nicht höflich an. Und dann hat er vermutlich noch „Guten Abend, entschuldigt bitte die Störung" gesagt! *(lacht und verschluckt sich beinahe am Tee)* Soll ich wirklich fragen, was dann geschah???

Gerhild: Ich habe ihn hereingelassen.

Walburga: Nein?!

Gerhild: Doch! Es war bitterkalt draußen.

Walburga: So verrückt kannst auch nur du sein! Ihr seid zum Glück alle noch am Leben, das sei einmal festgestellt. Und dann hatte er vermutlich Hunger und hat euer Häuschen nach Vorräten abgesucht? Haben deine Mädchen noch alle ihre Finger?

Gerhild: Mach keine Scherze! Jaa, es geht ihnen gut. Glaubst du denn, ich würde sonst heute so entspannt mit dir plaudern?!

Walburga: Also zusammengefasst: Ein Bär, Winter, vermutlich Hunger, drei Menschen, leichte Beute – und wie soll das enden?

Gerhild: Das kann ich dir sagen: Eigentlich war es Rosenrot, die die Tür geöffnet hat. Das finde ich ganz schön mutig, wenn ich es jetzt bedenke. Die Mädchen hatten natürlich zuerst ein wenig Angst, aber der Bär wollte sich nur ein bisschen am Feuer wärmen. Er war ganz sanft und friedlich. Nach einer Weile fassten sie Zutrauen und spielten mit dem Bären. Sie trieben allerlei Späße mit ihm und er ließ es sich wohl gefallen. Wenn es ihm zu arg zuging, brummte er ein wenig, aber das war alles. Das ging eine Weile so. Morgens trollte er sich davon, aber jeden Abend kam er zurück, bis er wieder in den Wald hineinmusste als der Frühling nahte. Seitdem haben wir ihn nicht mehr gesehen. Die Mädchen waren sehr traurig.

Walburga: *(starrt eine Weile in die Kugel und runzelt die Stirn)* Was für eine Geschichte! Kaum zu glauben. Am Ende könnte er verzaubert sein ... auch das können böse Zwerge ...

Gerhild: Verzaubert? Wie kommst du denn darauf? Da müsste schon ein Wunder geschehen!

Walburga: Vergiss nicht, wir leben im Märchenreich, da sind Wunder an der Tagesordnung ...

Gerhild: Also bei mir ist mein Lebtag noch keines geschehen, es wäre ja einmal an der Zeit! *(lacht)* Die passieren scheinbar immer woanders ...

Walburga: *(lacht ebenfalls)* Wir tun mal so als ob: Angenommen, das Wunder würde wirklich geschehen, was wäre denn ein erstes Anzeichen dafür? Was wäre anders, das dir sagt, Gerhild, es muss ein Wunder geschehen sein – du hattest endlich einmal einen Glückstreffer, einen Hauptgewinn im Tausendfüßler-Lotto?!

Gerhild: Ach, du immer mit deinen verrückten Ideen ...! Na gut: *(denkt nach, schüttelt den Kopf)* Also Moment – ein Bär, verzaubert – ein Prinz vielleicht, der ein Bär sein soll? Mir schwirrt der Kopf! Ich weiß es nicht. Mir fällt dazu nur ein, dass der Bär gutmütig und geduldig war. Ich hatte niemals Angst vor ihm, auch nicht, als er zum ersten Mal auftauchte.

Walburga: Das ist doch bemerkenswert. Versuchen wir es einmal anders: Woran könnten denn deine Mädchen feststellen, dass ein Wunder geschehen wäre?

Gerhild: Warte mal, da fällt mir gerade etwas ein, das hatte ich ja fast vergessen! Schneeweißchen hat etwas Goldenes schimmern sehen als der Bär sich beim Abschied am Türrahmen das Fell ein wenig aufgerissen hatte ...

Walburga: Ist das nicht ungewöhnlich, was meinst du?

Gerhild: Also gut. Nehmen wir einmal an, die Dinge sind vielleicht anders, als sie scheinen. Es macht die ganze Sache ziemlich kompliziert. Das gefällt mir übrigens nur teilweise ... Und meine kleinen, großen Mädchen – was wird aus denen?

Walburga: *(sieht wieder in ihre Kugel)* Sie werden schon zurechtkommen – verlass dich darauf! Ich sehe ein großes Fest mit zwei wunderschönen Bräuten. Und alles ist golden, weiß und rot geschmückt. Es ist zauberhaft schön.

Gerhild: Das kann ich mir noch gar nicht vorstellen. Aber wenn alles so geschehen sollte, dann will ich Stoffe besorgen für die schönsten Kleider ...

Walburga: Eine gute Idee, aber warte noch ein wenig damit und erzähl den beiden noch nichts davon, denn sie haben zuvor noch einige Prüfungen zu bestehen, bei denen du ihnen nicht helfen kannst.

Gerhild: Prüfungen? Das hätte ich jetzt gerne überhört! Nun mache ich mir doch wieder Sorgen ...

Walburga: Ah, das klingt nach Gewitterwolken ... Du hast mich heute früh selbst darum gebeten, in meine Kugel zu sehen, erinnerst du dich?

Gerhild: Du hast ja recht, das habe ich nun davon. Aber im Ernst, ich möchte doch nur, dass ihnen nichts Schlimmes geschieht ...

Walburga: Du kennst die Mädchen gut – sie sind klug, mutig und sie haben unterschiedliche Talente. Du hast sie vieles gelehrt und sie sind seit jeher mit dem Wald und seinen Geschöpfen vertraut.

Gerhild: Ja schon, und trotzdem ...

Walburga: Ich möchte dich noch etwas fragen: Gibt es auch Zeiten, in denen du dir weniger Sorgen bereitest?

Gerhild: Das klingt jetzt so, als würde ich mir das alles nur einbilden. Es gibt doch Gefahren und schlimme Dinge, die uns zustoßen können!

Walburga: Gewiss. Das ist die Welt um uns herum. Und dann gibt es noch eine innere Welt. Denk einmal genau nach und höre die Worte. *Du* bereitest *dir* Sorgen. Wer außer dir ist denn noch daran beteiligt?

Gerhild: Eigentlich niemand. *(denkt nach, schaut nach oben, nach rechts, dann nach unten)* So habe ich das noch gar nicht gesehen.

Walburga: Wie machst du dir denn deine Sorgen? Kannst du mir beschreiben, was du innerlich tust, wenn du dir deine Sorgen machst?

Gerhild: Ich stelle mir vor, was alles passieren könnte *(schaut nach oben)*.

Walburga: Wie in einem Film oder sind es Bilder?

Gerhild: Mal so, mal so ...

Walburga: Schwarz-weiß oder in Farbe – was funktioniert besser, wenn du dir richtig große Sorgen machen wolltest?

Gerhild: Hm. *(überlegt kurz)* Dunkle Farben.

Walburga: Was machst du außerdem innerlich, wenn du dir deine Sorgen bereitest?

Gerhild: *(denkt angestrengt nach, sinkt ein wenig in sich zusammen, schaut nach unten)* Ich spreche mit mir selbst, natürlich nur in Gedanken – und dann fühle ich mich schlecht und aufgeregt.

Walburga: Du malst Dir also schlimme Dinge aus, dabei sprichst du mit dir selbst und dann fühlst du dich schlecht? Ist das richtig so?

Gerhild: Ja. Am Anfang ist immer ein Bild und dann geht das Ganze los.

Walburga: Und welche Farbe hat das schlechte Gefühl?

Gerhild: Es ist wie ... wie graue Grütze, *(schüttelt sich)* und so schmeckt es auch.

Walburga: Funktioniert es immer?

Gerhild: Wenn ich die Zeit dafür habe, ja ...

Walburga: Jetzt weißt du, wie du das in deinem Kopf machst. Wenn du dir also in Zukunft Sorgen bereiten möchtest, weißt du also, was zu tun ist? *(lächelt)*

Gerhild: Stimmt. Erstaunlich! *(nach einer Weile)* Und was kann ich *dagegen* tun?

Walburga: Was *hast* du denn schon dagegen getan? Vielleicht gibt es ja Tage oder Zeiten, wo du dir weniger oder sogar keine Sorgen machst. Du sagtest eben „wenn ich die Zeit dafür habe".

Gerhild: Also, hm! Ja, die gibt es.

Walburga: Was ist dann anders, was tust du dann stattdessen?

Gerhild: Ich lenke mich ab, lese ein wenig, arbeite im Garten, beschäftige mich irgendwie anders. Tagsüber ist es meistens kein Problem.

Walburga: Ah, es gibt Unterschiede, es ist also nicht immer gleich?

Gerhild: Nein, ich meine ja. Das ist richtig. Nachts vor dem Einschlafen ist es besonders schlimm.

Walburga: Verstehe. Die Tage sind weniger das Problem?

Gerhild: *(nickt)* Hm, hm.

Walburga: Du machst dir also deinen Tonfilm meistens abends im Bett und fühlst dich dann schlecht, verstehe ich das richtig?

Gerhild: Ja, genau. Und was kann ich dagegen unternehmen? Es bringt ja nichts, außer üblen Gefühlen und Schlaflosigkeit ...

Walburga: Ist denn das nicht schon ein Teil der Antwort? Sorgen haben keinen wirklichen Nutzen. Sie sind nichts anderes als Probleme in unseren Köpfen, die noch gar nicht eingetreten sind.

Gerhild: Wo du das gerade sagst, ich musste komischerweise an die Tiere denken. Tiere tun so etwas nicht, oder?

Walburga: Nein, sie können es einfach nicht. Nur wir Menschen sind dazu fähig. Tiere leben in der Gegenwart, im Augenblick und denken nicht über ihre Zukunft nach – soweit wir heute wissen.

Gerhild: Gar nicht so schlecht – die Vorstellung ist irgendwie interessant und angenehm. Aber ich bin ja kein Tier. Was soll ich deiner Meinung nach nachts also tun, wenn das Karussell in meinem Kopf losgeht?

Walburga: Weißt du, ich bin als Hellseherin begabt und ausgebildet. Das ist meine Kunst. Was ich aber auch in meiner Ausbildung gelernt habe: Es beginnt fast immer mit einem Gedanken und das ist der Teil, den du selbst beeinflussen kannst. Ich habe einige Dinge gelernt, die ganz nützlich sind und nichts mit Magie oder Hellseherei zu tun haben. Möchtest du etwas ausprobieren und vertraust du mir?

Gerhild: Ja und ja.

Walburga: Auch wenn wir befreundet sind, ist es mir wichtig, dass du mir die Erlaubnis und einen Auftrag gibst. In Ordnung. Also, kreieren wir eine kleine Fantasie zusammen? Das ist meine Idee.

Gerhild: *(nickt)*

Walburga: *(spricht ab jetzt deutlich langsamer)* Dann schließ einmal deine Augen und mach es dir dort, wo du bist, bequem ... sehr gut. ... *(kurze Pause)* Du bist heute hergekommen, sitzt dort, kannst wahrnehmen den Klang meiner Stimme, du kannst spüren, wie deine Füße den Boden berühren, kannst deinen Atem wahrnehmen. Genau ... Und jedes meiner Worte, jedes Geräusch, das du wahrnimmst, kann dir dabei helfen, dich mehr und mehr zu entspannen ... Auch dein Geist darf sich entspannen und zu deinem Wohl und zu deiner großen Zufriedenheit dürfen die Dinge, die ich sage, genauso eintreten wie ich es sage und wie sie für dich gut und hilfreich sind ... Alles, was ich heute deinem Unbewussten anvertraue, darf früher oder später, auf die eine oder andere Weise einfach geschehen so wie ich es sage, und in dir auf eine ganz eigene Weise weiterwirken ... Stell dir dies einmal vor ... Und dein Bewusstsein kann mit einer schönen Erinnerung weit, weit weggereist sein an einen schönen Ort und kann die Worte einfach vergessen, doch dein weises Unbewusstes hat ganz genau zugehört. Es kann dir immer dann, wenn du es brauchst, wie auch immer das geschehen mag, dir all die nützlichen Dinge und Erfahrungen zur Verfügung stellen, und dies darf sich gut für dich anfühlen ...
Und nun stell dir einmal vor, du könntest als Tier einschlafen ... welches Tier wäre das wohl ...? Dich zusammenrollen und die Müdigkeit, deinen Herzschlag und vielleicht noch eine Erinnerung des Tages spüren, nicht mehr und nicht weniger ... Das klingt vielleicht seltsam, aber wer weiß ...? Es kann so vieles bedeuten und deshalb wirkt es so gut ... Wohlig einschlafen – ganz frei von Unannehmlichkeiten. *(längere Pause)*
Wenn du willst, kannst du auch mit den Farben in deinem Sorgenfilm experimentieren: mach sie womöglich etwas heller ... nimm andere Farben hinzu ... erlebe es vielleicht einmal in schwarz-weiß ... Verändere nun auch die Stimme in deinem Kopf, lass sie leiser sprechen, mach sie vielleicht langsamer – oder schneller, singe

die Worte nach einer Melodie, die du kennst ... Auch ein Vogel könnte vielleicht die Worte zwitschern, oder was auch immer ... und beobachte, was sich verändert ... Aus grauer Grütze wird der Duft des Lieblingsessens deiner Kindheit – welche Farbe und welches Gefühl fällt dir dazu wohl ein ...? Stell dir dies alles einmal vor ... *(Pause)* Was wäre wohl möglich, wenn du eine Veränderung in den nächsten Tagen, Wochen und Monaten für dich entdeckst? Wie angenehm überrascht wirst du sein, wenn du die Veränderung das erste Mal bemerkst, und mit jedem Mal ein wenig mehr – bis hin zu dem Punkt, an dem du dir sagst: ich bin frei von unnötigen Sorgen. Welches gute Gefühl wirst du dann wohl damit verbinden? Und dieses Gefühl, das gute, darf sich ausbreiten in deinem gesamten Körper, mehr und mehr, bis hinein in die kleinste Zelle, die du dir vorstellen kannst ... *(längere Pause)*

(Gerhild lächelt leicht)

Und jetzt nimm dir den Augenblick Zeit, den dein Unbewusstes braucht, um all die Dinge an ihren Platz fallen zu lassen und wenn du damit fertig bist, dann öffnest du deine Augen, wenn du magst, gerne auch mit einem Lächeln auf deinem Gesicht ... *(Walburga spricht hier so, als würde sie selbst lächeln)*

Gerhild: *(öffnet die Augen, blinzelt mehrmals)* Danke, Walburga. Das hat mir sehr, sehr gutgetan. Ich hätte heute Morgen nicht im Traum daran gedacht, dass wir über all das auf diese besondere Weise sprechen würden. Und ich war gerade so wunderbar entspannt! Das war schön. Ich weiß nicht mehr genau, was du alles gesagt hast. Aber es hat irgendetwas bewirkt, das spüre ich. Ach, ich bin froh, dass wir befreundet sind und dass du über solche Sachen Bescheid weißt. Das ist ja fast ein bisschen wie Zauberei ...

Walburga: Das ist es nicht wirklich, freut mich aber zu hören. Was du gerade erlebt hast, das haben wir gemeinsam kreiert. Alles, was sich verändern kann, benötigt mitunter etwas Zeit. Manchmal geht es auch schnell und scheinbar wie von selbst schon beim ersten Mal. Beobachte doch einmal in der nächsten Zeit, welche Veränderungen du bemerkst. Und falls es nicht so gut funktioniert, dann wiederholen wir es einfach, wenn du der Meinung bist, dass du dir noch zu viele und vor allem unnütze Sorgen machst.

Gerhild: Also gut – ich bin mal gespannt ...

Walburga: Wir haben beim Tee und bei der Hellseherei angefangen, und du hast mir die Erlaubnis gegeben, ein wenig genauer nachzufragen und mir deine Sorgenwelt anvertraut. Vielleicht habe ich einen kleinen Vorsprung durch meine Ausbildung, aber das meiste weißt du im Grunde doch selbst, wie sich ja eben schon herausgestellt hat. Wer braucht schon unnütze Sorgen? Ich schicke meine gerne in den Wald zum Brennholz sammeln, wenn sie bei mir anklopfen. In meine Stube hinein

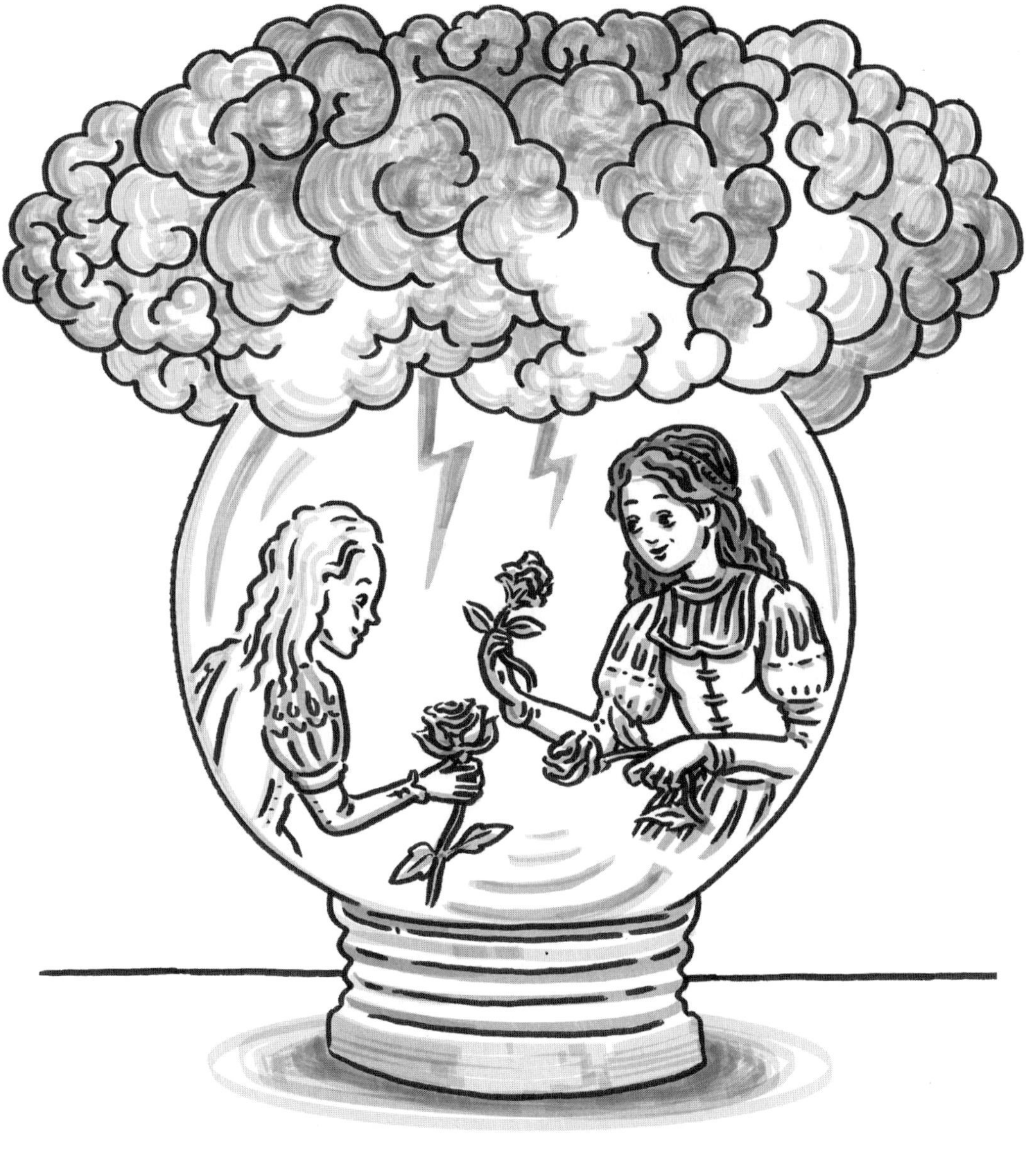

lasse ich sie sie nur am „Internationalen Tag der Sorgen" – und das auch nur für ein halbes Stündchen! *(lacht)*

Gerhild: Ach, du hast auch Sorgen?

Walburga: Ja natürlich, was dachtest du denn?

Gerhild: Anklopfen ist ein gutes Stichwort: Womit wir wieder bei dem Bären wären und bei meinen beiden Mädchen. *(lacht ebenfalls)*

Walburga: Nun sag mal, hat sich denn da bei dir auch etwas verändert im Vergleich zu unserer ersten Tasse Tee?

Gerhild: Ich mache mir immer noch ein paar Sorgen, aber ich kann die beiden wohl auch nicht vor allem bewahren. Ein Gewitter kann man schließlich auch nicht abwenden.

Walburga: Ich beglückwünsche dich zu deiner Einsicht! Um bei deinem Bild zu bleiben: auf Gewitter und Regen folgt bekanntlich auch wieder Sonnenschein. Ein abgedroschener Spruch – ich weiß. Was wirst du also tun?

Gerhild: Jetzt ist es mir klar, ich werde nichts weiter tun! *(lehnt sich zurück an die Stuhllehne und nimmt einen Schluck Tee)* Sie sind dabei erwachsen zu werden, das ist der Lauf der Dinge ...
Ach übrigens, was meinst du, würde mir als Ballkleid turmalinblau stehen?

Walburga: Ich glaube schon! Es harmoniert sehr schön mit deiner Augenfarbe.

Gerhild: Könntest du nicht mal in deiner Kugel nachsehen, wo die nächste Hochzeit im Reich stattfindet? Da gehen wir doch hin, oder?!

Walburga: Auf jeden Fall! *(schaut konzentriert in die Glaskugel)* Also, ich sehe in diesem Jahr Schneewittchen als Nächstes an der Reihe – doch das wird wohl noch ein Weilchen dauern ...

Thorsten Wege

17. Aus der Chronik eines Verbrechens

Eine weitere Konsultation im „Beratungsinstitut für Feen, Fabelwesen und andere Märchenbewohner“

Beratungs-Fee: Guten Tag Frau Königin, schön Sie hier begrüßen zu dürfen!

Königin: Jaja, von wegen schön! Immer muss ich mir diesen Mist anhören, Sie wollen mich doch auch nur ausstechen!

Fee: Oh, ich merke, dass Sie etwas sehr verärgert. Sie sind wütend, nicht wahr?

Königin: Na, davon können Sie aber ausgehen! Diese vielen Scheinheiligkeiten und übertriebenen Freundlichkeiten. Glauben Sie wirklich, ich würde mir das hier freiwillig antun?

Fee: Also, verstehe ich es richtig, dass Sie jemand zu mir geschickt hat?

Königin: Was denken Sie denn?

Fee: Wenn ich fragen darf, Frau Königin, wer erwartet denn von uns, dass wir zusammenarbeiten?

Königin: Na, mein Hofberater! Er denkt wohl, ich würde langsam verrückt werden und das nur, weil diese Göre alles zunichtemacht. Laut seinen Voraussagen würde sich mein Volk gegen mich wenden. Der einzige, der hier verrückt ist, ist mein Berater, wenn er nicht sieht, dass *sie* das einzige Problem ist!

Fee: Und was erhofft sich Ihr Berater von diesem Gespräch?

Königin: Er denkt wohl, dass Sie es schaffen mich davon abzuhalten, sie töten zu wollen.

Fee: Und was halten Sie selbst von dieser Idee?

Königin: Von welcher Idee denn – dass ich sie nicht mehr töten soll? Das glauben auch nur Sie! Schneewittchen ist der einzige Grund, warum es in meinem Königreich nicht mehr so läuft, wie ich das will!

Fee: Wann ist es denn in Ihrem Königreich gut gelaufen? Sie können sich doch sicherlich noch daran erinnern.

Königin: Natürlich – das war, als man noch nichts von ihrer Schönheit sah.

Fee: Was war da anders?

Königin: Es war ruhig und ... Hören Sie mal zu, Sie brauchen mir hier nicht mit Ihrer Psychonummer zu kommen – da war nichts anders!

Fee: In Ordnung, ich verstehe, dass Sie nicht mehr mit mir darüber reden möchten. Gibt es sonst noch jemanden, dem es wichtig ist, dass Sie heute hier sind?

Königin: Nein.

Fee: Wenn wir jetzt einmal unterstellen, dass Ihr Berater es wirklich gut meint, was könnten wir dann Sinnvolles tun, damit dieses Gespräch Sie weiterbringt?

Königin: Sie meinen doch nicht im Ernst, dass der es gut mit mir meint. Der hat doch seinen eigenen hinterlistigen Plan, mich aus dem Weg zu schaffen!

Fee: Da Sie jetzt aber schon einmal da sind, würde ich Sie gerne fragen, für welches eigene Anliegen Sie das Gespräch hier nutzen könnten, wenn Sie es wollten ...?

Königin: Na also, wenn Sie noch ein paar Tipps für mich hätten, wie ich die Göre am besten beseitigen könnte, wäre das schon einmal ein brauchbarer Anfang ...

Fee: Frau Königin, in dieser Sache muss ich Sie leider enttäuschen. Ich kann und werde Ihnen bei dieser mörderischen Angelegenheit nicht weiterhelfen. Gibt es sonst noch etwas, das ich im Augenblick für Sie tun kann?

Königin: Nein, ich sagte doch schon, dass es mir blendend gehen wird, wenn ich erst einmal herausgefunden habe, wie ich dieses Kind verschwinden lassen kann.

Fee: Was hätte es für Auswirkungen, wenn wir unser Gespräch an diesem Punkt beenden würden?

Königin: Dass ich mehr Zeit hätte, meinen Plan zu schmieden ...

Fee: Ich merke, ich kann Sie nicht davon abhalten, Ihre Pläne durchführen zu wollen oder sich auf den Vorschlag ihres Beraters einzulassen. Vielleicht möchten Sie noch einmal mit Ihrem Berater sprechen, der Ihnen die ganze Situation mit allen Konsequenzen, an die Sie vielleicht bis jetzt noch nicht gedacht haben, darlegen kann.

Königin: Das werden wir ja noch sehen ...!

Autorin o. N., s. Vorwort

18. Die Zipfel-WG

Ein Wochenmarkt hinter den sieben Bergen

Blumenfrau: Guten Morgen, schönes Kind! Ich sehe, du hast schon fast alle Einkäufe erledigt. Wie immer kommst du am Ende an meinem Stand vorbei. Das freut mich. Heute habe ich frische Gladiolen für dich. Schau, wie groß und ebenmäßig sie sind und in welch wunderschönen Farben sie leuchten!

Schneewittchen: Guten Morgen. Oh ja, die sind besonders schön und wirklich groß! Das wird den Zwergen sicher gefallen. Sie werden sich vorkommen wie in einem Blütenwald. Das wäre einmal etwas Neues, nicht wahr?

Blumenfrau: Gewiss. Du tust so viel, um den Zwergen das Leben angenehm zu machen. Sie werden es wohl zu schätzen wissen.

Schneewittchen: Ach, ich weiß nicht recht ...

Blumenfrau: Komm doch einmal näher, mein Kind. Du siehst heute ein wenig blass aus. Ist dir nicht wohl?

Schneewittchen: Ach, es ist schon gut ...

Blumenfrau: Nun komm, setz dich ein wenig zu mir. Irgendetwas scheint dich doch zu bedrücken?

Schneewittchen: *(setzt sich hin und beginnt zögerlich zu sprechen)* Ach, ich habe solche Angst ... Ich dachte, ich wäre meiner Stiefmutter entkommen. Sie trachtet mir nach dem Leben, selbst hier. Irgendwie muss sie mich gefunden haben. Das ist schrecklich! Ich dachte, ich wäre ihr entflohen und sicher bei den Zwergen.

Blumenfrau: Hm? Also, was ist denn passiert, dass du so beunruhigt bist?

Schneewittchen: Eine Händlerin kam zum Zwergenhaus und bot mir zuerst einen bunten Schnürriemen an, ein paar Tage später dann einen wunderschönen Kamm. Ich habe hier doch nur wenig schöne Dinge bei mir, und sie war so freundlich. *(weint)*

Blumenfrau: Liebes Kind, warum weinst du denn darüber? An schönen Dingen erfreut man sich doch, oder?

Schneewittchen: Oh, du ahnst es nicht – ich wäre beide Male fast daran gestorben. Den Schnürriemen hat sie so festgezogen, dass ich die Besinnung verlor. Und der schöne Kamm war vergiftet! Zum Glück fanden die Zwerge mich rechtzeitig, sonst wäre ich jetzt nicht hier.

Blumenfrau: Ich verstehe. Es ist wirklich schlimm, was dir widerfahren ist – schau einmal, zuerst wurdest du in den Wald gebracht und hattest große Angst, dann schien dein Leben gerettet und du hast Zuflucht bei den Zwergen gefunden. Und jetzt ist etwas passiert, das alles durcheinanderbringt und dein Leben ist wieder in Gefahr. Kein Wunder, dass du so blass und verängstigt bist. Wären wir in einer anderen Zeit in der Zukunft, würde man von „traumatischen Ereignissen" sprechen.

Schneewittchen: Meinst du?

Blumenfrau: Ja, gewiss. Welches junge Mädchen hat schon früh so viel Schlimmes und Bedrohliches erlebt wie du in letzter Zeit? Nimm dich in Acht, mein Kind! Ich glaube, deine Stiefmutter hat sich verkleidet, und sie wird nicht aufgeben dich töten zu wollen, denn sie ist eine eitle und böse Frau.

Schneewittchen: Aber ich bin doch ganz allein, wenn die Zwerge zur Arbeit im Bergwerk sind! Was soll ich tun?

Blumenfrau: Genau! Du bist auf dich allein gestellt, und deshalb darfst du außer den Zwergen keiner fremden Person trauen, selbst wenn sie dir verlockende Angebote macht und dein Vertrauen gewinnen möchte. Ich bin froh, dass du mit mir darüber sprechen kannst, denn ich habe dich herzlich liebgewonnen und ich möchte, dass dir kein Leid geschieht. Die Zwerge haben dir zweimal schon das Leben gerettet, das ist ein großes Glück im Unglück, was meinst du?

Schneewittchen: Ja, das stimmt, ich bin noch am Leben, aber ... *(weint)*

Blumenfrau: Liebes Kind, was weinst du denn über eine so glückliche Fügung?

Schneewittchen: Ach, es ist nicht alles so, wie es scheint ...

Blumenfrau: Was meinst du damit, was kann es noch sein ...? Sind es etwa die Zwerge, die dir Kummer bereiten?

Schneewittchen: Darüber kann ich kaum sprechen. Jaa, sie sind so ... so seltsam!

Blumenfrau: Seltsam?

Schneewittchen: Nun, sie sind froh, dass ich bei ihnen bin, für sie koche, das Haus besorge und verschönere. Deshalb kann ich ihnen nichts Böses nachsagen. Alle sieben sind bezaubernd und nennen mich ihre Prinzessin.

Blumenfrau: Das klingt doch schön. Und wo ist das Problem? Was findest du, wie du eben sagtest, seltsam?

Schneewittchen: Sie streiten oft untereinander und haben merkwürdige Angewohnheiten, von denen man nichts ahnen könnte, wenn man sie als Truppe singend durch den Wald ziehen sieht.

Blumenfrau: Ah so. Ja, sie gelten in der Gegend als fleißige und verschworene Gemeinschaft. Nun, mein Kind, das ist oft so. Hinter einer harmonischen Fassade gibt es die unterschiedlichsten Charaktere. Du scheinst eine gute Beobachtungsgabe und eine feine Wahrnehmung zu haben.

Schneewittchen: Danke. *(lächelt kurz)* Doch die Zwerge haben echte Probleme. Das ist nicht zu übersehen, wenn man mit ihnen unter einem Dach lebt.

Blumenfrau: Nun erzähle einmal, was du bemerkt hast.

Schneewittchen: Da ist Brummel, der älteste Zwerg. Er ist mürrisch und misstrauisch. Manchmal ist er garstig zu mir, wenn es die anderen nicht mitbekommen. Er war auch als einziger gegen meine Aufnahme in das Zwergenhaus.

Blumenfrau: Oh! Hast du das gewusst?

Schneewittchen: Nein, zuerst nicht. Doch Donis hat es mir erzählt. Aber der ist auch komisch. Er strickt und häkelt in jeder freien Minute und hat eine außergewöhnliche Leidenschaft für Zipfelmützen. Tragen nicht alle Zwerge seine selbstgestrickten Kreationen, ist er beleidigt. Ich kann das verstehen, die Mützen sind kunstvoll und schön. Schon vor einiger Zeit hat er mir sogar gestanden, dass er mit dem Jäger, der mich laufen ließ, eine heimliche Liebschaft hat.

Blumenfrau: Ach ja?! Da hat er viel Mut bewiesen, dir das zu beichten. Mir scheint, du hast sein Vertrauen gewonnen. Du bist ein gutes Kind, sonst hättest du sein Geheimnis nicht erfahren.

Schneewittchen: Dabei habe ich ihm nur gesagt, wie schön ich seine Mützen finde und dass die Zwerge damit gut aussehen.

Blumenfrau: Ja, manchmal ist es ganz einfach ...

Schneewittchen: Das ist noch nicht alles. Pfeffi ist der Gartenzwerg. Er verbackt und verkocht wirklich alles, was die Natur hergibt und lässt hernach alles stehen und liegen. In einer Dose verwahrt er streng riechende Kekse, nach deren Genuss einige Zwerge glasige Augen bekommen. Dann fangen sie an zu kichern und führen sich ganz läppisch auf ...

Blumenfrau: O je, berauschende Pflanzen ... Ich beginne mir Sorgen zu machen, liebes Kind.

Schneewittchen: Ach soo ist das! Und ich hatte mich schon gewundert, wieso Ambi an einem solchen Abend plötzlich in Frauenkleidern auftauchte. Jetzt wird mir auch klar, warum ich einige Male Schlüpfer aus meiner Truhe vermisst habe.

Blumenfrau: Das ergibt Sinn, wenn man es so bedenkt ...

Schneewittchen: Dann ist da noch Minima. Sie ist eine kleine, verkleidete Frau, die ihren jähzornigen, bösartigen Mann verlassen hat und sich bei den Zwergen versteckt hält. Dafür nimmt sie sogar die harte Arbeit im Bergwerk auf sich.

Blumenfrau: Beeindruckend – dann bist du also gar nicht die Einzige, die bei den Zwergen Zuflucht gefunden hat?!

Schneewittchen: Das stimmt! Ich bin ihr sehr dankbar. Sie erkannte auf der Stelle, dass ich zu fest geschnürt war und wusste, was zu tun war. Und sie war es auch, die später den vergifteten Kamm in meinem Haar entdeckte.

Blumenfrau: Du hattest wirklich großes Glück im Unglück. Möchtest du mir noch mehr von den anderen Zwergen berichten?

Schneewittchen: *(seufzt)* Da gibt es noch einen ganz speziellen Zwerg, Puddi. Er ist, anders als die anderen Zwerge, sehr faul und bequem. Seine Lieblingsbeschäftigung ist Essen. Nachts schleicht er im Haus umher und stopft alle Speisen, die er finden kann, in sich hinein. Habe ich Süßes für alle gebacken, muss ich aufpassen, dass am nächsten Tag noch etwas übrig ist. Seit ich dort bin, habe ich seine Hosen schon zweimal geweitet. Wegen seines großen Appetits hat er oft Ärger mit Dom. Das ist der heimliche Chef, glaube ich. Er beschimpfte Puddi als „Fressmaschine" und „Fettsack". Dom ist mitunter etwas herrschsüchtig, aber wenn es überhandnimmt, wird er von den anderen mit beiläufigen Bemerkungen über seine Sammlung von – wie sie immer sagen – „Impressionen barbusiger Zwerginnen" in die Schranken gewiesen. Es funktioniert, und ich habe keine Ahnung, was sie damit meinen ...

Blumenfrau: Wie auch immer, es scheint zu wirken. Sie halten ihr Zusammenleben offenbar im Gleichgewicht. Das ist erstaunlich bei all dem, was du von ihnen erzählst.

Schneewittchen: Wenn du das so sagst ... Und da ist noch etwas: Manchmal höre ich nachts ein leises Wimmern und Scharren auf dem Dachboden. Die Zwerge sagen, es sei nur das alte Holz, welches bei Wind arbeite. Alle schauten auf den Boden oder in die Luft, als ich fragte, warum die Kammer verschlossen sei und was sich dahinter befände.

Blumenfrau: Nun, vielleicht gibt es früher oder später noch ein Geheimnis zu lüften. Nach all dem, was du mir anvertraut hast, bist du bereit für diesen Schritt?

Schneewittchen: Der Dachboden??? Nein, nein. Es ist so schon genug! Ich hatte doch keine Ahnung, was mich bei den Zwergen alles erwarten würde ...

Blumenfrau: Das kann ich gut verstehen, mein liebes Kind. Deiner Schönheit wegen trachtet man dir nach dem Leben. In einer Welt der Sonderbarkeiten hast du Zuflucht gefunden und bist doch nicht sicher aufgehoben. Dennoch kommst du zurecht und verlierst nicht den Mut. Das finde ich bewundernswert. Ich frage mich gerade, wie es dir gelingt?

Schneewittchen: Hm! Ich weiß es auch nicht genau ...

Blumenfrau: Kannst du mir sagen, was dir dabei hilft?

Schneewittchen: Also, ich habe ja keine Wahl. Wo sollte ich denn hin? Zurück in den Wald, wo es wilde Tiere gibt, kann ich nicht. Bei den Zwergen habe ich immerhin ein kleines Auskommen.

Blumenfrau: Wo hast du gelernt, so tapfer mit den Dingen umzugehen, wie sie nun einmal sind?

Schneewittchen: Darüber habe ich noch nicht nachgedacht. Wenn ich recht überlege, musste ich schon in jungen Jahren lernen, dass ich manche Dinge nicht ändern kann. Nach dem Tod meiner Mutter nahm mein Vater meine heutige Stiefmutter zur Frau. Was hätte ich tun sollen? Sie war damals schon eine sonderbare und kalte Person. Heute weiß ich, dass sie im Grunde eine eitle Frau, voller Neid, Hass und Eifersucht ist.

Blumenfrau: Ja, das musstest du erleben. Schlimm genug. Und wie wirst du in Zukunft mit den Besonderheiten der Zwergengemeinschaft umgehen?

Schneewittchen: Ach, jetzt wo wir darüber geredet haben, scheint es mir gar nicht mehr so schlimm und sonderbar wie zuvor. Ich sollte sie vielleicht einfach meine „Zipfel-WG" nennen. Im Grunde sind sie gut zu mir. Ihnen sind meine Gesellschaft, meine Dienste und mein Leben lieb. Manchmal muss ich sogar lachen, wenn mir etwas besonders seltsam erscheint bei den kleinen Wichten.

Blumenfrau: Das scheint mir eine kluge und realistische Sicht der Dinge zu sein. Vielleicht ist es sogar interessant, lehrreich oder auch wirklich komisch, was du dort erlebst, wer weiß?
Was außerdem könnte dir helfen, dich zu erinnern, damit es dir dort wieder bessergeht, wenn du dich einmal verzweifelt fühlst?

Schneewittchen: Also ich weiß nicht recht. *(denkt nach)* Ich liebe schöne Dinge, die mich daran erinnern, dass ich einst eine glückliche Prinzessin war. Als Kind habe ich gern im Garten gespielt und mich an den schönen Blumen erfreut. *(lächelt versonnen)*

Blumenfrau: Und wenn du jetzt an die schönen Blumen denkst, woran erinnerst du dich genau?

Schneewittchen: Ich sehe eine wunderschöne Farbe – ein dunkles Rot. Es sind die Rosen, meine Lieblingsblumen!

Blumenfrau: Kannst du dich auch an den Duft der Rosen erinnern? Schließe bitte einmal kurz die Augen und atme tief ein ...

Schneewittchen: O ja, ganz besonders sogar. Es ist ein einzigartiger Duft. Ich spüre auch einen leichten Windhauch und höre Vögel zwitschern, so als wäre es gestern gewesen. Ich hatte das alles längst vergessen ... *(Schneewittchen lächelt noch immer)*

Blumenfrau: Bist du jetzt noch traurig?

Schneewittchen: Nein. Es ist anders. Kannst du zaubern? Ich fühle mich leichter!

Blumenfrau: Zaubern kann ich nicht, doch ich habe gelernt, den Menschen aufmerksam zuzuhören. Weißt du, ich glaube, wir haben einen Schatz in deiner Erinnerung gefunden. Ein Schatz, der nur dir allein gehört, an den du dich erinnern kannst, so oft du es möchtest. Das ist alles, doch es bedeutet so viel.

Schneewittchen: Hmm?

Blumenfrau: Liebes Kind, ich schenke dir jetzt einen Strauß meiner schönsten roten Rosen. Mit ihnen kannst du ganz einfach die kostbare Erinnerung deiner unbeschwerten Jugend mit in die Gegenwart nehmen. Sind sie verblüht, kannst du sie trocknen und aufbewahren. Wann immer dir das Leben schwerfällt, wird dich dein Rosenstrauß an den vertrauten Duft und all das Schöne erinnern. Achte darauf, ob du dich dann besser fühlst und auf andere Gedanken kommst. Du wirst angenehm überrascht sein, wenn du dies beim nächsten Mal bemerkst. Denn du bist jung, ein kluges Kind, und du bist am Leben. Ich bitte dich auch fortan achtsam zu sein, wenn Fremde vorbeikommen, denn die Gefahr scheint mir noch nicht gebannt. Von nun an, wenn du deine wöchentlichen Besorgungen machst, kommst du ein Weilchen zu mir und wir plaudern über dies und das, abgemacht?

Schneewittchen: Versprochen. Ich danke dir von Herzen!

Blumenfrau: Jetzt haben wir über einige Dinge und Situationen gesprochen, die dich traurig oder ängstlich gemacht haben. ... Es geht dir sicher noch im Kopf herum, nicht wahr?

Schneewittchen: *(nickt)*

Blumenfrau: Bitte nimm doch nun einmal deine Rosen, atme ihren Duft und achte auf dein Gefühl. ... Gut so! *(Schneewittchen beginnt zu lächeln, ihr Gesicht entspannt sich)*

Blumenfrau: Danke schön. Dieses Gefühl wollte ich dir gern mit auf den Weg geben. Bis bald, mein liebes Kind!

Guten Mutes verließ Schneewittchen mit den Gladiolen und ihrem Rosenstrauß im Arm den Stand der Blumenfrau. In den nächsten drei Wochen sah man sie dort einige Male gemeinsam sitzen und plaudern.
Indes war die Sorge der Blumenfrau nicht unbegründet, denn in der vierten Woche wartete sie vergebens auf Schneewittchen. Es war Pfeffi, der Gartenzwerg, der am Marktstand erschien. Unter Tränen berichtete er, dass sie am Tage zuvor Schneewittchen tot aufgefunden hatten. Nichts hatte sie ins Leben zurückbringen können. Es brauchte eine Weile, bis die Blumenfrau ihre Tränen trocknen konnte und ihre Fassung wiedergewann. Dann nahm sie ihren Mut zusammen und fragte beherzt nach den Plänen der Zwerge, was nun mit Schneewittchen geschehen solle.
Schon in der nächsten Woche war die Entscheidung gefallen: Schneewittchen hatte im Tode nichts von ihrer Schönheit verloren, und die Zwerge wollten nicht Abschied nehmen und sich von ihrer liebgewonnenen Prinzessin trennen. Alsdann wurde ein gläserner Schrein angeschafft und eine Trauerhalle errichtet, in welcher Schneewittchen von nun an ruhen sollte. Zwar würde das die Zwerge all ihre Ersparnisse und noch mehr kosten, doch etwas anderes kam ihnen in ihrem Schmerz nicht in den Sinn. So betteten sie Schneewittchen mitsamt dem ihr zuletzt so wichtigen Rosenstrauß in den gläsernen Schrein in der großen Halle.
Die Tage und Wochen vergingen. Tag und Nacht wachten die Zwerge, einer nach dem anderen, am Sarg ihres geliebten Schneewittchens, und auch die Tiere des Waldes kamen zur Halle am Berg, um das Mädchen zu betrauern.
Derweil waren die Zwerge bitterarm geworden und litten Hunger. So viel sie auch arbeiteten – nichts half zu vergessen und auch die Schulden für die teure Bestattung abzuwenden. Sicher wären sie vor Hunger gestorben, wäre nicht ein unbekannter Königssohn gekommen, der ihnen reichlich Schätze bot, würden sie ihm nur Schneewittchen mitsamt dem gläsernen Schrein überlassen. Beim Anblick der Schönheit im Sarge hatte er sich unsterblich verliebt und wollte ohne ihren Anblick nicht mehr sein.
Über die schwere Entscheidung, ob sie Schneewittchen einem fremden Königssohn „verkaufen" könnten, geriet die Gemeinschaft der Zwerge in bitteren Streit, der kein Ende fand. Jedes Mal, nachdem alle Fragen von Moral, Überleben und Liebe leidenschaftlich diskutiert worden waren, saßen alle ratlos nebeneinander und niemand wusste, wie das Problem zu lösen wäre. So bat man zu guter Letzt die Blumenfrau, welche sie als Vertraute von Schneewittchen kannten, um Rat und darum, den Streit zu schlichten.

Sie brachte eine weiße Rose mit und bat alle Zwerge, mit der Blume in der Hand der Reihe nach zu sprechen. Dies war ihre einzige Bedingung. Aufmerksam hörte sie sich alle Meinungen und Gedanken an, wiegte dann und wann ihren Kopf und stellte am Ende nur eine einzige Frage: „Angenommen, Schneewittchen hätte die Wahl: Tot an einen verliebten Prinzen verkauft zu werden oder ihre kleine Zipfel-WG zugrunde gehen zu sehen – wie würde sie wohl entscheiden?“

Vier Monate später

Eine prunkvolle und glückliche Hochzeit wurde gefeiert, denn, wie wir alle wissen, nahm die Geschichte einen guten, jedoch anderen Verlauf als geahnt.

Unter den Gästen, an einem Ehrentisch, saßen die Blumenfrau und acht Zwerge. Ja, acht. Neben den sieben bekannten – ein bis dahin verschwiegenes Familienmitglied: Kreideweiß, mit rotglühenden Augen, barhäuptig aus politischer Überzeugung, allerdings von der Natur auch mit einem gewinnenden Lächeln ausgestattet, hatte der verstoßene Zwerg sein Dachbodenexil verlassen und lebte jetzt gleichberechtigt mit im Zwergenhaus.
Ein prächtiger duftender Strauß roter Rosen schmückte die Hochzeitstafel, und es wurde lang und ausgelassen wie selten zuvor gefeiert!
Schneewittchens denkwürdige Hochzeitsansprache ist der Nachwelt erhalten geblieben. Man möge sich eigene Gedanken machen, wieso sie uns bisher vorenthalten blieb.

„Hochverehrte, liebe Gäste,

vielen denkwürdigen Umständen und dem Handeln beherzter und liebender Menschen verdanke ich, dass wir heute hier zusammen sind und gemeinsam ohne Groll zurückblicken können. Da ist mein lieber, selbstloser Gemahl, das Missgeschick seines Dieners, welches mir das Leben zurückbrachte und eine naturverbundene weise Frau, die mich gelehrt hat, meinem Innersten zu vertrauen und mir Kraft gab. Und vor allem danke ich euch, meine lieben Zipfelfreunde! Mancher würde sagen, ihr wart herzlos und habt mich verkauft, um euer Leben zu retten. Einen schnöden Handel aus Eigennutz könnte man euch nachsagen. Ich aber sage: Was hätte es euch genützt, mich aufzubewahren? Gewiss aus Liebe und Verbundenheit, doch wie wäre es euch wohl ergangen? Am Ende wären wir alle im Elend gefangen oder tot gewesen. So habt ihr euch schweren Herzens für den Abschied und das eigene Überleben entschieden. Erst diese Entscheidung machte es möglich, dass wir hier heute wieder vereint feiern. Eine wichtige Lektion hat mich euer Handeln gelehrt. Nicht alles, was aus Liebe und guter Absicht geschieht, muss auch ein gutes Ende nehmen. Im Gegenteil: Euer Überlebenswille und Geschäftssinn haben euch das Leben gerettet und damit auch das Meinige. So verdanke ich euch mein Leben ein drittes Mal. Ich bin froh, dass eine kluge Frau half, im rechten Moment die Dinge in einem anderen Licht zu sehen. Dafür danke ich euch allen von ganzem Herzen.

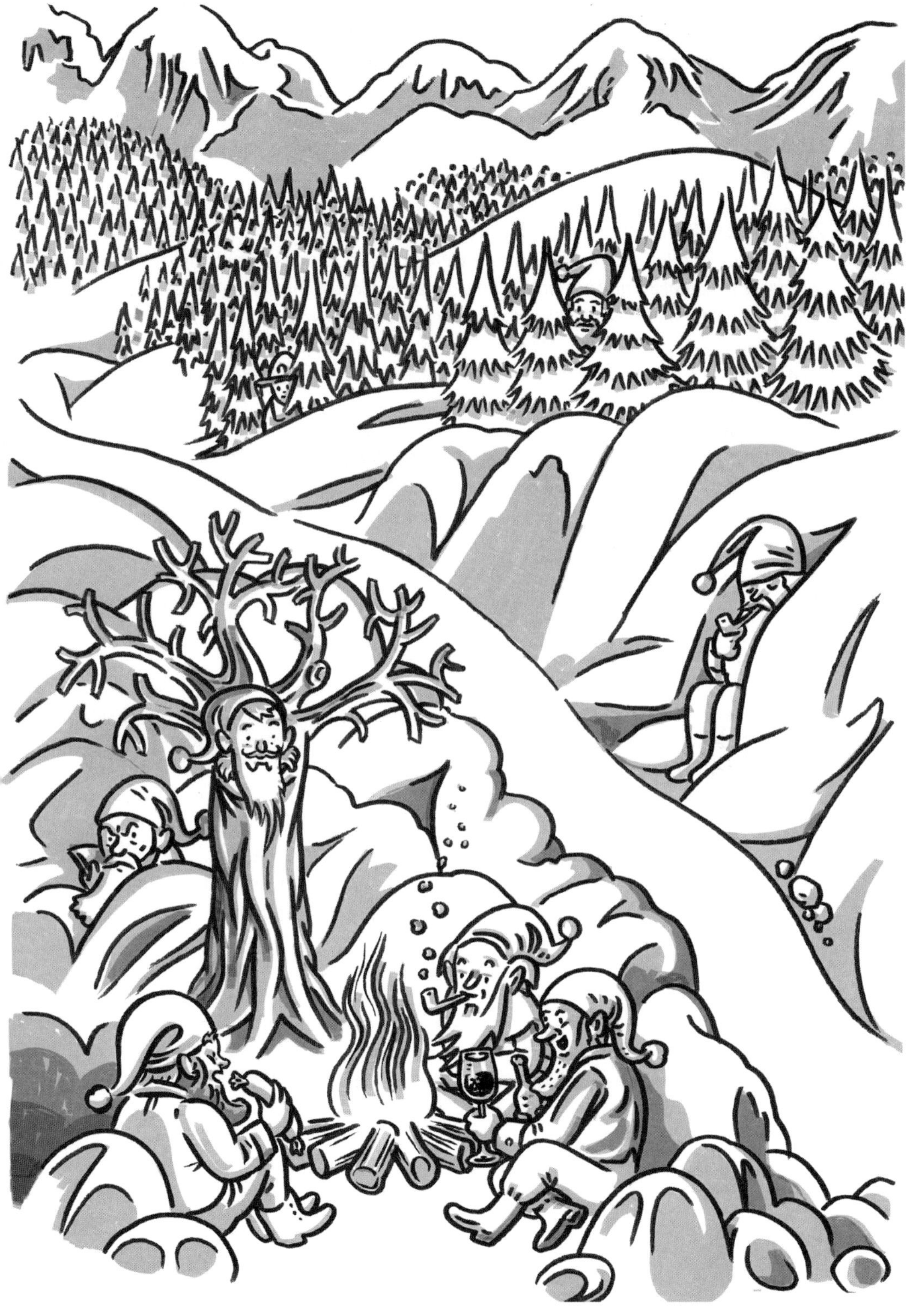

Ich erhebe mein Glas mit euch, liebe Gäste! Ein Hoch auf das Leben, auf Freundschaft und die Liebe, auch wenn der Ausgang immer ungewiss bleibt.
Als Zeichen meiner Dankbarkeit lade ich euch, meine lieben Zipfelfreunde, ein, bei Hofe zu bleiben und nimmer Not zu leiden, so ihr es denn wollt."

Der Fortgang der Ereignisse nach dem großen Fest verliert sich in der Geschichte. Ob die Zwerge bei Hofe blieben, ist nicht überliefert.
In vielen Gärten im ganzen Königreich erblickte man alsbald kleine Figuren mit bunten Zipfelmützen. Berichtet wurde auch von ausgelassenen Festen und Teegesellschaften, bei denen, wenn es allzu steif und höfisch zu werden drohte, ein besonderes Gebäck serviert wurde. Feine Damen und Herren sollen nach dessen Genuss im Garten Purzelbäume geschlagen und gar merkwürdige Dinge getan haben. Auch ein mit rosafarbener Zipfelmütze gewandeter Jäger soll dann und wann im Schloss gesichtet worden sein. Doch das stammt womöglich auch nur aus dem Reich der Fantasie, denn Jäger mit rosa Zipfelmützen gibt es wohl nur in Märchen ...

Holger Hesebeck

19. Zweiwegspieglein an der Wand ...

Und die Sache mit Schneewittchen könnte sich auch ganz anders zugetragen haben ...

In einem fernen Königreich regierte einst eine stolze und schöne Königin. Sie besaß einen wundersamen Spiegel.
Die Königin war sehr eitel. So betrachtete sie sich jeden Tag in dem Spiegel und fragte ihn: „Spieglein, Spieglein an der Wand, wer ist die Schönste im ganzen Land?" Der Spiegel antwortete daraufhin jedes Mal: „Frau Königin, Ihr seid die Schönste im Land!" Und die Königin war zufrieden.
*Als ob das nicht schon wundersam genug gewesen wäre, immerhin konnte der Spiegel sprechen und auf die Fragen der Königin antworten – er verfügte auch über die Fähigkeit, selbst Fragen stellen zu können. Überdies war es ihm sogar möglich, weitere Berater*innen hinzuzuziehen, falls es ihm sinnig erschien, um auch seine eigene Wahrnehmung zu hinterfragen. Da er ebenso gezielt Fragen stellen konnte, zeigte er der Königin nicht nur ihr wunderschönes Spiegelbild, sondern war auch ihr bester Berater. Schließlich war sie die Mächtigste im Königreich und hatte dieses zu regieren.*
Allerdings war die Königin seit dem Tod ihres Gemahls einsam und hatte außer dem Spiegel kaum mehr Vertraute am Hofe. Diese Einsamkeit ließ sie nicht nur eitel, sondern auch misstrauisch werden. Sie hatte düstere Gedanken voller Vorahnungen, in denen sie ihre uneingeschränkte Stellung als Königin gefährdet sah.
Eines Tages geschah etwas Ungewöhnliches. Wie jeden Tag stellte sich die Königin vor den Spiegel und fragte:

Königin: Spieglein, Spieglein an der Wand, wer ist die Schönste im ganzen Land?

Spiegel: Frau Königin, Ihr seid die Schönste hier, aber Schneewittchen ist tausendmal schöner als Ihr!

Königin: Schneewittchen??? Ich wähnte sie tot; ist sie doch die Tochter meines verstorbenen Gemahls, die ich in den Wald geschickt hatte, um sie vom Jäger töten zu lassen! Wie ist das möglich?

Spiegel: Der Jäger hatte ein weiches Herz und ließ sie laufen. Die wilden Tiere verschonten sie und schließlich fand sie Obdach und Hilfe in einem fernen Land.

Die Königin war in ihrem Stolz und ihrer Eitelkeit verletzt und konnte die Antwort des Spiegels kaum ertragen. Sie fragte weiter.

Königin: Wer ist schon dieses Schneewittchen? Niemand kann schöner sein als ich! Wo finde ich sie?

Spiegel: Wie gesagt, sie ist schwer zu finden. Sie lebt in einem fernen, verborgenen Land hinter den Bergen. Außerdem ist sie von sieben Zwergen umgeben, die ihr Unterschlupf und Obdach gewähren.

Königin: *(sehr erbost und schreiend)* Ich will sie finden, ich muss sie mir ansehen! Und du, Spiegel, wirst mir dabei helfen! Es ist wichtig für mich zu wissen, wie sie jetzt aussieht. Beschreibe sie mir, sodass ich mir eine Vorstellung von ihr machen kann!

Spiegel: Wie Ihr befiehlt, Frau Königin. Sie hat Haare so schwarz wie Ebenholz, ihre Haut ist so weiß wie Schnee und ihr Mund so rot wie Blut. Ihre Schönheit ist über alle Maßen!

Königin: Mein Herz zittert vor Zorn! Ich muss sie finden!

Spiegel: Frau Königin, Ihr müsst nur tief in mich hineinschauen, dann werdet Ihr das Land hinter den Bergen und auch die sieben Zwerge zu sehen bekommen.

Königin: Das klingt recht einfach. Also Spiegel, ich sehe jetzt in dich hinein, und du zeigst mir den verborgenen Ort?

Spiegel: So leicht geht es nun doch nicht. Ich bin zwar nur ein Spiegel und zeige, was ich zu sehen bekomme, aber den verborgenden Ort müsst Ihr schon selbst entdecken. Meine Fähigkeit zu spiegeln kann den Einblick in andere Welten gewähren, erkennen müsst Ihr sie jedoch selbst. Und vergesst nicht, der Blick in eine andere Welt ermöglicht es auch dieser, Euch zu sehen. Also bedenkt, wenn sich Euch durch mich eine andere Welt eröffnet – die verborgene Welt der Zwerge – dann können diese Euch ebenfalls sehen und hören. Was würdet Ihr denn tun, wenn Ihr Schneewittchen gefunden habt?

Königin: Wenn ich sie dann gefunden habe? Ich weiß es nicht. Sie ist mir ein echter Dorn im Auge. Am liebsten sähe ich sie tot, oder ich wünschte, sie wäre wenigstens hässlich!

Da die Königin diese Worte in den Spiegel gesprochen hatte, hörten auch die sieben Zwerge, was sie sagte. Daraufhin verschleierte sich das Spiegelbild der Königin und es schien eine Wand zwischen ihrem Abbild und dem Hintergrund zu sein. Hinter dieser geheimnisvollen Wand erschienen die sieben Zwerge und beratschlagten über das Gehörte. Im Banne des „Zweiwegspiegels" musste die Königin den Zwergen zuhören, ohne selbst etwas dazu sagen zu dürfen.

Zwerg 1: Die Königin ist ziemlich hart in ihrer Haltung. Womit das wohl zu tun hat?

Zwerg 2: Wenn etwas so ausgeprägt ist, könnte es sein, dass die Königin in ihrem Innersten angesprochen wird.

Zwerg 3: Die Königin wünscht sich Schneewittchen entweder tot oder hässlich. Ich höre da sehr viel Hass und frage mich, ob der Hass der Königin und die gewünschte Vernichtung von Schneewittchen nicht einiges miteinander zu tun haben.

Zwerg 4: Du meinst, die Königin glaubt, dass mit der Vernichtung von Schneewittchen auch ihr Hass verschwinden würde? Dann wäre Schneewittchen ein Teil der Königin. Deshalb gelang ihr das Töten von Schneewittchen bisher nicht! Als Teil von ihr kann sie Schneewittchen nicht so ohne Weiteres vernichten.

Zwerg 5: Der Tod ist ja auch immer ein Abschied und ein Neubeginn. Was wäre, wenn sich die Königin von einem Anteil in ihr verabschieden müsste, um etwas anderem Platz machen zu können?

Zwerg 6: Möglicherweise möchte die Königin nicht wahrhaben, dass man in unterschiedlichen Lebensphasen unterschiedliche Aufgaben hat. Sie möchte vielleicht weiterhin die uneingeschränkte und schönste Herrscherin des Landes sein, wie in jungen Jahren. Schneewittchen könnte sie als eine Bedrohung ihres Lebensentwurfes sehen.

Zwerg 7: Nur, mit der Vernichtung von Schneewittchen löst die Königin ihre Probleme nicht, nämlich mit den ständig gegebenen Veränderungen zurechtkommen zu müssen. Vielleicht gibt es auch andere Möglichkeiten, damit beide existieren können, zum Beispiel die Königin in ihrem Reich und Schneewittchen hier hinter den Bergen. Und vielleicht lässt sich durch den Spiegel eine Verbindung herstellen.

Zwerg 1: Ich würde jetzt gerne wissen, was die Königin dazu sagt.

Hiernach verschwand der Schleier vor dem Spiegelbild und die Königin sah sich wieder deutlich und in voller Schönheit.

Spiegel: Verehrte Königin, wie hat das, was die Zwerge gesagt haben, auf Euch gewirkt? Könnt Ihr dem Gesagten in irgendetwas zustimmen?

Königin: Es stimmt schon, ich habe eine gewaltige Abneigung gegenüber Schneewittchen und eigentlich möchte ich ihr nichts Böses. Trotzdem kann ich sie nicht ausstehen mit ihrer Schönheit, ihrer Jugendlichkeit ... Was mir zu denken gibt ist, dass mein Hass und der Wunsch Schneewittchen zu vernichten, zusammengehören sollen?! Dann wäre sie ja tatsächlich ein Teil von mir ... Also nein! Ich bin die uneingeschränkte Herrscherin dieses Landes und fürchte keine Konkurrenz! Denn ich regiere im Sinne meines Volkes, und meinem Volk geht es gut, nach allem, was ich höre. Das empfinde ich als etwas wirklich Schönes, und diese Schönheit, du wundersamer Spiegel, die spiegelt sich, wenn ich mich in dir betrachte.

Spiegel: Gibt es noch andere Dinge aus dem Gespräch der Zwerge, die für Euch weiterführend sein könnten?

Königin: Nebeneinander existieren? Wie sollte das möglich sein? Das geht doch nicht – oder?

Spiegel: Geht es vielleicht um Akzeptanz? Könntet Ihr Euch denn ein Nebeneinanderbestehen von Euch und Schneewittchen vorstellen?

Königin: *(überlegt sehr lange)* Ich weiß es nicht, irgendwie? Vielleicht ...? Nur, wie soll das gehen?

Spiegel: Vielleicht ist es hilfreich, Schneewittchen zu beschreiben, um zu sehen, wo Ihr einander ähnlich seid und wo Ihr Euch ergänzt. Welche Eigenschaften und Attribute hat Schneewittchen denn für Euch?

Königin: Sie scheint ein friedliebender und gütiger Mensch zu sein. Außerdem ist sie wohl sehr zäh und hat ein großes Durchhaltevermögen. Sie ist sehr widerstandsfähig und willensstark. Ja verdammt, und sehr schön ist sie auch. Sie ist sicherlich ebenfalls stolz und eitel.

Spiegel: Hm, da höre ich ja viele Parallelen. Wie bewertet Ihr denn diese Eigenschaften?

Königin: Das fragt Ihr noch? Das sind die Eigenschaften, die eine Königin haben muss ... so wie ich!

Spiegel: Aha, und wo erkennt Ihr Euch da wieder?

Königin: Im Umgang mit meinem Volk auf der einen Seite und was den Stolz und die Eitelkeit angeht, auch. Und andererseits in meiner Haltung zu Schneewittchen ... nun, Konkurrentinnen eben!

An dieser Stelle verschleierte sich das Spiegelbild erneut und die sieben Zwerge erschienen etwas nebulös hinter der durchsichtigen Wand. Sie berieten um ein weiteres über das Gehörte und versuchten neue Ideen zu entwickeln, die für die Königin hilfreich sein könnten.

Zwerg 1: Die Königin scheint ein wenig zerrissen zu sein. Einmal spricht sie davon, Hass in sich zu haben und in diesem Sinne auch hässlich zu sein. Ein anderes Mal empfindet sie sich als schön, wenn sie in den Spiegel schaut. Außerdem hört es sich so an, als würde sie ihre Schönheit, die durch ihren dem Volk wohlwollenden Regierungsstil entsteht, genießen.

Zwerg 2: Sie scheint Schneewittchen im Grunde zu mögen und möchte ihr wohl nicht wirklich etwas Böses antun.

Zwerg 3: Mehr noch: Sie nimmt Eigenschaften von Schneewittchen wahr, die sie auch als ihre eigenen beschreibt. Man könnte meinen, es ist ein und dieselbe Person in verschiedenen Lebensphasen. Einerseits ist sie sehr wohlwollend mit sich und dem Kind. Allerdings hadert sie mit dem, was sie als hässlich bezeichnet, nämlich mit ihrem Neid und ihrer Eifersucht.

Zwerg 4: Aber muss eine Königin nicht von sich überzeugt sein, um regieren zu können? Ist ihr Neid nicht nur ein Ausdruck von Angst vor Veränderungen, die sie an Äußerlichkeiten festmacht? So wie ich sie sehe, ist sie zuhörend und holt sich auch Rat bei ihrem Spiegel. Sie ist eine Königin, die es gewohnt ist, dass man tut, was sie sagt. Sie vergisst dabei nicht, dass sie Beratung gebrauchen kann und nimmt diese auch an.

Zwerg 5: Sie hat ebenfalls über eine Koexistenz nachgedacht. Kann es sein, dass die Königin, da sie nun älter geworden ist, gar nicht mehr so viel Gewicht auf ihre äußere Schönheit legen möchte? Ich habe den Eindruck, sie ist stolz auf ihre Regierungsarbeit und sieht darin etwas Schönes, welches der äußeren Schönheit übergeordnet ist. Ich nehme an, die Königin befindet sich in einer Phase der Veränderung, in der sie sich von etwas Vergänglichem verabschieden möchte, um etwas Dauerhaftem Platz zu machen.

Zwerg 6: Ja, das sehe ich so ähnlich. Ich spüre ihren Wunsch nach Unabhängigkeit von ihren Regierungsverpflichtungen, dem Repräsentieren und Schönsein-Müssen, gleichzeitig ihre Angst vor Vergänglichkeit und eine Sehnsucht zu überdauern. Schneewittchen verkörpert meines Erachtens einen von der Königin nach außen projizierten Teil, der mit Anmut und Jugendlichkeit verbunden ist und ihr sehr viel Freude bereitete. Die Unbekümmertheit der Jugend und das Unbeschwerte, vielleicht das etwas Naive und Leichtlebige, erleichterten ihr in vielerlei Belangen den Umgang mit sich und anderen Menschen. Das scheint sie zu vermissen, denn mit der Verantwortung als Königin und Regentin sind diese Eigenschaften wohl etwas in den Hintergrund getreten.

Zwerg 7: Es könnte sein, dass an die Stelle der Leichtigkeit Verantwortung und bedächtiges Vorgehen getreten sind ... Ich frage mich, was die Königin schon unternommen hat, um sich mit Schneewittchen auszusöhnen?

Zwerg 1: Soweit ich weiß, hatte sie versucht, das Kind zu töten. Allerdings recht erfolglos. Von Aussöhnung weiß ich nichts. Möglicherweise hat sie durch den Spiegel erkannt, dass sie einen Teil von sich nicht so einfach ignorieren oder loswerden kann. Für die Aussöhnung mit ihrem neidischen und stolzen Anteil bedarf es vielleicht noch anderer Personen.

Die Wand verschwand und die Königin sah sich einem nachdenklichen Spiegelbild gegenüber. Der Spiegel bemerkte die Veränderung und fragte nach.

Spiegel: Verehrte Königin, ich sehe Euch nachdenklich. Mögt Ihr mir mitteilen, was sich für Euch durch das Gehörte getan hat?

Königin: Es stimmt schon. Als Königin trage ich viel Verantwortung und kann mir eine unbeschwerte Naivität nicht mehr erlauben. Ich wünsche mir wirklich wieder mehr Leichtigkeit und Unbekümmertheit. Ich merke tatsächlich auch, wie sich Prioritäten verändern. So zu regieren, dass es den meisten Menschen gut geht, auch Anerkennung für meine Arbeit als Königin zu bekommen, sind jetzt wichtiger geworden. Schneewittchen steht für den anmutigen und äußerlich liebreizenden Anteil meiner königlichen Hoheit, den ich leider so nicht mehr habe. Deshalb habe ich sie wohl gehasst und wollte sie vernichten. Ich begreife nun etwas mehr, dass der „Schneewittchen-Anteil" in mir seinen berechtigten Platz hat. Eine Königin muss sich durchsetzen und darf sich nicht zu sehr beeinflussen lassen. Ich kann trotzdem stolz auf mich sein und bei aller Verantwortung und Weitsicht, die ich an den Tag legen muss, die Tage genießen, und auch ein bisschen „Schneewittchen" sein, vielleicht sogar mit ihr zusammen. Zuzuhören und Beratung anzunehmen, entsprach nicht immer meiner Vorstellung davon, das Land zu regieren. Nun bin ich umso froher, dass ich dich als Berater habe, du wundersamer Spiegel.

Spiegel: Danke, Frau Königin! Das freut mich sehr zu hören! So stimmt es doch, dass Ihr Euch mit Schneewittchen versöhnen wollt und Freude am Regieren und in Eurem Leben als umsichtige und wohlwollende Herrscherin vorhanden ist. Dennoch höre ich noch ein wenig Wehmut heraus und es scheint mir, dass es noch an irgendetwas fehlt um Euch glücklich zu sehen!?

Königin: Nun ja, mir geht nicht aus dem Kopf, was der eine Zwerg gesagt hat: Es würde vielleicht noch anderer Personen bedürfen, die mich unterstützen und ein wenig Last von mir nehmen ... also ein vielleicht leibhaftiger Berater und nicht nur ein Spiegel.

Spiegel: Und wer könnte das sein?

Königin: Ich wünschte, es wäre ein Prinzgemahl an meiner Seite, der sowohl die Verantwortung des Regierens als auch die Freuden im Leben mit mir teilt. Er sollte von gefälligem Antlitz und stattlicher Figur, humorvoll und doch bedächtig sein. Zuvorkommenheit und gute Manieren wären auch nicht schlecht. Was aber das

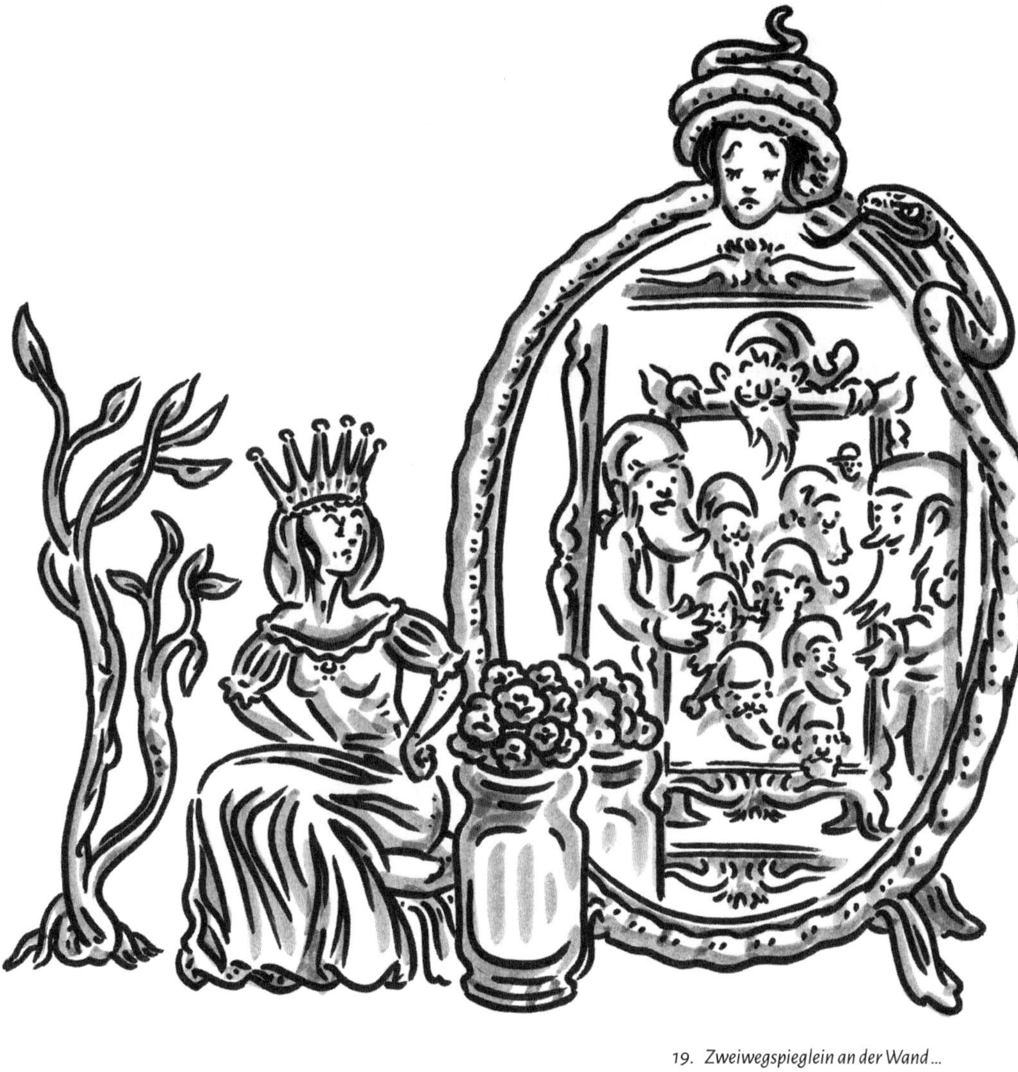

Wichtigste ist, er sollte nicht an Vergänglichem haften und mich als Königin respektieren und nicht – wie die meisten Prinzen – nach einem „Schneewittchen" suchen.

Spiegel: Das hört sich nach einem Wunder an, meine Königin. Doch bin ich überzeugt, Ihr findet Euren Prinzen, denn wir sind hier im Märchen, und da passieren Wunder schon das eine oder andere Mal.

Daraufhin lächelte die Königin in den Spiegel und war schöner als je zuvor. Da sie das nun selbst auch sah, fragte sie von Stund' an nicht mehr den Spiegel, wer die Schönste sei, sondern erfreute sich jeden Tag an dem Wundersamen, das der Spiegel für sie war. So regierte sie Tag um Tag, und da ihre Regentschaft weiterhin dem Wohle des Volkes diente und mit Bedacht und Verantwortung sowie viel Freude ausgeführt wurde, sprach sich dies in der Welt herum. Derweil hörte auch ein stattlicher Prinz aus einem entfernten Land von der schönen und bedächtigen Königin, woraufhin er sich auf den Weg in ihr Reich machte. Eines Tages klopfte der Prinz an das Tor des Schlosses der Königin und bat um Einlass. Ein Diener ließ ihn hinein und als er die Königin sah, war es sofort um ihn geschehen. Diese Liebe auf den ersten Blick wurde von der Königin alsbald erwidert. In ihrer Bedachtsamkeit und Weisheit stellte sie den Prinzgemahl an ihre Seite vor den wundersamen Spiegel, der immer noch ihr engster Berater war. Als sie beide dort so standen, sahen sie einander an und erblickten zugleich im Spiegel Schneewittchen als Königin in ihrem Reich mit ihrem Gemahl und dem kleinen Prinzen.
Dieses Bild entzückte beide sehr und schon bald gab es eine glanzvolle Hochzeit, bei der der Spiegel das Licht der Sonne auf beide reflektierte.

Die Zwerge aber blickten aus ihrer Welt durch den Spiegel und fragten sich, was wirklich „wirklich" ist. Da sie keine Antwort auf diese Frage fanden, beschlossen sie, ein jeder für sich, viele Wirklichkeiten und Sichtweisen „gleich-gültig" nebeneinander stehen zu lassen.

Henrik Hitzemann / Dagmar Hosemann

20. Cindy Rella

Einem reichen Mann, dem wurde seine Frau krank, und als sie fühlte, daß ihr Ende herankam, rief sie ihr einziges Töchterlein zu sich ans Bett und sprach: „Liebes Kind, bleib fromm und gut, so wird dir der liebe Gott immer beistehen, und ich will vom Himmel auf dich herabblicken und will um dich sein." Darauf tat sie die Augen zu und verschied. Das Mädchen ging jeden Tag hinaus zu dem Grabe der Mutter und weinte und blieb fromm und gut. Als der Winter kam, deckte der Schnee ein weißes Tüchlein auf das Grab, und als die Sonne im Frühjahr es wieder herabgezogen hatte, nahm sich der Mann eine andere Frau. Die Frau hatte zwei Töchter mit ins Haus gebracht, die schön und weiß von Angesicht waren, aber garstig und schwarz von Herzen. Da ging eine schlimme Zeit für das arme Stiefkind an ... *(Grimms Märchen 1976, S. 91)*

Aktenvermerk zur Vorbereitung des Hilfeplangespräches mit Familie Rella

Am 21. Februar 2018 brachte die Polizei Cynthia Rella, 13,5 Jahre alt, um 1.30 Uhr in die Inobhutnahme in der Alten Jakobstraße. Sie wurde an der Oberbaumbrücke aufgegriffen und weigerte sich, ihren Namen und die Adresse ihrer Eltern zu nennen. Erst am kommenden Tag, nachdem die diensthabende Sozialpädagogin ihr versprach, sie nicht nach Hause zu bringen, nannte sie Namen und Adresse.

Familie Rella und Cynthia, genannt Cindy, sind dem hiesigen Jugendamt seit über 6 Jahren bekannt. Cindy, geb. am 15. August 2004, verlor im Alter von fast 7 Jahren ihre Mutter (Mai 2011) durch einen tragischen Verkehrsunfall. Der Kindesvater (KV), Herr G. Rella, Jahrgang 1965, war nach dem Tod seiner Frau mit der familiären Situation völlig überfordert. Es gelang ihm nicht, seine seit Sept. 2010 schulpflichtige Tochter zu versorgen. Das Jugendamt schaltete sich auf Hinweise der Schule ein, da Cindy unregelmäßig in einem unzureichenden hygienischen Zustand und oft hungrig in die Schule kam. Herrn R. wurde sofort eine Familienhilfe bewilligt, die ihn in den Morgen- und Nachmittagsstunden unterstützen und ihm dabei helfen sollte, den Alltag als alleinerziehender Vater zu meistern. Dies gelang nicht, zumal Herr R. als Vertreter für Elektroartikel keine geregelten Arbeitszeiten hatte und auch an den Wochenenden unterwegs war. Über erweiterte familiäre Kontakte in Wohnortnähe verfügt Herr R. nicht. Im Januar 2012 wurde Cindy in einer Pflegestelle untergebracht. Hier lebte sie sich schnell ein, konnte gute Kontakte zu den anderen Pflegekindern aufbauen, und auch die Kontakte zu ihrem Vater gestalteten sich gut. Die qualifizierten Pflegeeltern unterstützten Cindy dabei, den Verlust der Mutter zu verarbeiten.

Herr R. lernte im Mai 2012 Frau S. kennen, Mutter von zwei Töchtern (zweieiige Zwillinge), geb. 12. März 2003. Frau S. ist alleinerziehende Mutter, Jahrgang 1980.

Zum Kindesvater (KV) der Mädchen Lisa und Lena besteht keinerlei Kontakt. Nach Aussage von Frau S. habe dieser sich noch während ihrer Schwangerschaft „aus dem Staube gemacht“. Im Juli 2012 heirateten Herr R. und Frau S. Sie bezogen eine 4-Zimmerwohnung in der Kastanienallee im Bezirk M. Im August, nach Schuljahresende, kam Cindy von der Pflegestelle zurück in die Familie. Danach ruhten die Kontakte zum Jugendamt bis September 2013.

Genogramm

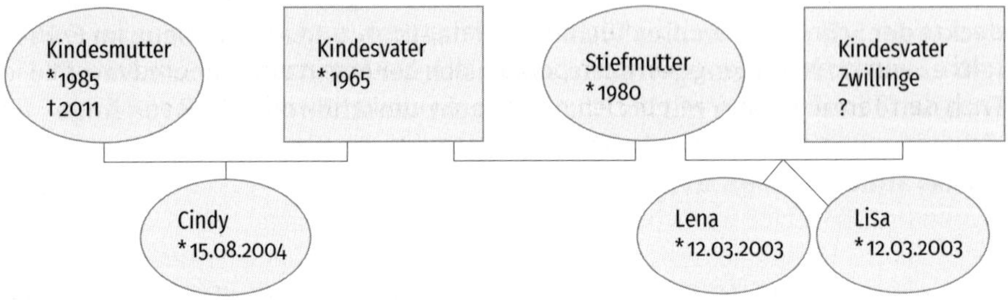

Mit der Rückführung in die Familie musste Cindy die Schule wechseln. Ab September 2012 besuchte sie die Gerhard-Hauptmann-Grundschule. Vor 5 Jahren fiel Cindy deutlich durch ihr Verhalten und ihre Erscheinungsform in der Schule auf. Die Rektorin der Schule meldete sich beim Jugendamt und beschrieb Cindy als „verwahrlost“ sowie die Eltern als unkooperativ und nicht zugänglich. Cindy würde verschmutzte Kleidung tragen und auch sonst ungepflegt herumlaufen. Auf Ansprache würde sie „pampig“ und abweisend reagieren. Elterngesprächen würden die Eltern ausweichen und den Aufforderungen der Schule, dass Cindy diese doch regelmäßig besuchen sollte, sowie ihre Hausaufgaben zu erledigen habe, kämen die Eltern nicht nach.

Das Jugendamt nahm Kontakt zur Familie auf, und Herr und Frau R. waren zu einem Gespräch bereit. Sie schilderten die Situation als sehr angespannt. Die drei Mädchen würden sich, wie angenommen, überhaupt nicht vertragen. Ständig gebe es Streitereien und sie würden sich auch gegenseitig schlagen. Das gelte sowohl für die Zwillinge untereinander als auch gegenüber Cindy. Ursprünglich haben sich die Zwillinge ein Zimmer geteilt und Cindy hatte ihr eigenes, aber das empfanden die Zwillinge als ungerecht. Dann war Lisa mit Cindy in einem Zimmer und Lena hatte das Einzelzimmer. Auch dies ergab keine Entspannung. Darauf bekam jedes der Mädchen seinen eigenen Bereich, man richtete für Cindy die doch geräumige Abstellkammer her, die nur leider kein Fenster habe, aber ansonsten recht groß sei. Dies gab für eine Weile Ruhe, dann beschwerte sich Cindy zunehmend, dass die Schwestern sie unterdrücken würden. Sie solle Aufgaben für diese übernehmen, sie würden ihr das Taschengeld wegnehmen und sie würden ihre Kleidung beschädigen. Und wenn sie nicht tue, was die Schwestern sagen, dann drohten sie ihr Prügel an. In gemeinsamen Familiengesprächen konnte aber keiner der Vorwürfe bestätigt werden.

Bei einem anschließenden Hausbesuch fand die Sozialarbeiterin des Jugendamtes die beschriebene Wohnsituation bestätigt. Das Zimmer von Cindy war ausreichend groß, nur eben ohne Fenster. Die Wohnung insgesamt machte einen gepflegten Eindruck und die Zwillingsschwestern wirkten altersgemäß freundlich und umgänglich. Das Jugendamt kam zu der Einschätzung, dass Cindy wohl immer noch unter dem Verlust ihrer leiblichen Mutter litt und die neue Familiensituation nicht akzeptieren konnte. Der Vater war nach wie vor beruflich häufig abwesend und, so seine Worte, würde sich bemühen, es allen recht zu machen. Das Jugendamt bewilligte eine Sozialpädagogische Einzelhilfe für Cindy mit dem Ziel, Cindys Selbstvertrauen zu stärken, ihre Trauer bearbeiten zu können und den Anforderungen der Schule nachzukommen. Leider gelang die persönliche Unterstützung für Cindy nicht. Sie wich den Terminen aus, zeigte sich nicht kommunikativ und ablehnend, wenn die Sozialpädagogin kam. Sie hatte auch weiterhin Schwierigkeiten in der Schule. Daraufhin wurde der Besuch einer Tagesgruppe für Cindy bewilligt, damit sie aus dem Konfliktfeld der Schwestern herauskam und einen geregelten Tagesablauf nach der Schule hatte. Diese Maßnahme brachte schnelle Erfolge. Cindy besuchte regelmäßig die Schule, zeigte gute Leistungen, achtete auf ihr Äußeres und benahm sich altersgemäß mit den in der Pubertät üblichen Verhaltensweisen.

Im September 2017 wechselte Cindy in die Heinrich-Kleist-Gesamtschule, in die ein Jahr zuvor auch ihre Schwestern gewechselt hatten. Der Besuch der Tagesgruppe lief mit dem Ende der Sommerferien in diesem Jahr aus (Cindy sollte noch an der Gruppenreise in den Ferien teilnehmen können, damit ihr der Abschied leichter fallen könnte). Mit Ende der Tagesgruppe ruhte der Kontakt zum Jugendamt erneut.

Der nächste Kontakt zu Familie Rella wurde nach der Inobhutnahme von Cindy im Februar 2018 aufgenommen.

Zeitstrahl

15.08. 2004	**Sept. 2010**	**Mai 2011**	**Januar 2012**	**Mai 2012**	**Juli 2012**	**August 2012**	**Sept. 2012**
Cindy Geb.	Einschulung	Tod der Mutter Familien-Hilfe	Pflegestelle	Vater lernt neue Frau kennen	Hochzeit + Bezug der gemeins. Wohnung	Cindy zurück zur Familie	Schulwechsel

Sept. 2013	**Nov. 2013**	**Feb. 2014**	**Juli 2016**	**Sept. 2016**	**21.02. 2018**	**05.03. 2018**
Auffällig in Schule und JA Kontakte	Sozialpäd. Einzelhilfe	Tagesgruppe	Ende Tagesgruppe	Schulwechsel Gesamtschule	Inobhutnahme	Familiengespräch

Hypothesen vor dem Familiengespräch:

- Es handelt sich bei Familie R. um eine Familie mit vielfältigen Erwartungen aneinander, die nicht gemäß den Wünschen der Beteiligten erfüllt werden können und somit zu Überforderungen führen.
- Herr R. hat eine deutlich jüngere Frau geheiratet, die sich um ihn und das gemeinsame Kind kümmerte und die plötzlich und unerwartet verstarb, was er gegebenenfalls als „Verlassenwerden" wahrgenommen hat. Seine Vorstellung von Vater und Ehemann sein, scheint er darin zu sehen, die Familie materiell zu versorgen.
- Mit der schnellen Wiederverheiratung nach dem Tod seiner ersten Frau, wieder mit einer deutlich jüngeren Frau, wiederholt er das Modell seiner Vorstellung von Familie. Kinder gehören seinem Weltbild entsprechend dazu, denn er adoptiert die Kinder seiner zweiten Ehefrau. Auch in dieser Beziehung erfüllt er seine Rolle durch materielle Versorgung. Für die Kinder und den Haushalt ist seine Frau zuständig.
- Frau R. erhofft sich durch die Heirat mit einem Mann mit Kind ebenfalls eine funktionierende Familie. Sie sieht ihre Rolle, passend zu den Erwartungen ihres Ehemanns, in der Versorgung der Kinder und des Haushaltes. Sie hat wohl die Vorstellung, dass Mädchen in ähnlichem Alter sich verstehen müssten. Mit den Rivalitäten der Zwillingsschwestern und denen zu und von Cindy kann sie schwer umgehen. Sie erlebt sich auch als alleinverantwortlich, was die Konflikte der Kinder betrifft, und möchte nicht als „gescheiterte Mutter" wahrgenommen werden.
- Beschwerden von außen zur Dynamik innerhalb der Familie blockieren beide Elternteile. Die Wunschvorstellung „eine heile Familie zu sein" prägt wohl das Empfinden der Eltern.
- Die Zwillingsschwestern Lena und Lisa scheinen sich in ihrer Individualität nicht ausreichend wahrgenommen zu fühlen. Sie müssen diese durch konkurrierendes Verhalten von Zeit zu Zeit dokumentieren. Einigkeit und Kooperation können sie wohl in Abgrenzung zu ihrer Stiefschwester Cindy herstellen.
- Es könnte sein, dass die Zwillinge gegenüber Cindy ein „Mobbing-Verhalten" zeigen. Es kann aber auch sein, dass Cindy dieses inszeniert, um damit ihren Status und ihre Individualität deutlich zu machen.
- Cindy hat in ihrer Kindheit eine Vielzahl an Beziehungsbrüchen und -wechseln erlebt (siehe Zeitstrahl). Auffallend ist, dass stabile Phasen in ihrem Leben jeweils mit Beziehungsabbrüchen endeten (Kindheit → Tod der Mutter; Pflegestelle → Rückführung in eine völlig neue Familienkonstellation; Tagesgruppe → Beendigung mit Schulwechsel und die erneute Fokussierung auf die Stiefschwestern und Stiefmutter). Es kann sein, dass Cindy daraus in ihrem Erleben schlussfolgert, dass immer dann, wenn die Situation besonders dramatisch wird, etwas geschieht, das ihren Bedürfnissen eher gerecht wird.

Das Weglaufen und Von-der-Polizei-aufgegriffen-Werden lässt sich als solche Dramatisierung interpretieren.

Ausschnitte aus dem Familiengespräch zur Vorbereitung des Hilfeplanes

Beraterin: Ich freue mich, dass Sie alle gekommen sind. Es geht ja nicht nur um Cindy, auch wenn sie stark dazu beigetragen hat, dass wir uns heute hier treffen. Meines Erachtens und nach allem, was ich über Sie und euch als Familie weiß, geht es um die Zukunft der ganzen Familie, wie ein weiteres Zusammenleben aussehen kann, und wie man miteinander auskommen kann. Herr Rella, wie sehen Sie die Situation?

Herr Rella: Ja, alles nicht so gut. Ich hatte ja gehofft, nachdem ich wieder geheiratet habe, dass nun auch das Leben wieder normal wird, dass Cindy wieder eine Mutter hat und auch Geschwister und wir eine richtige Familie sind. Dass das nicht einfach für Cindy ist, ist mir schon klar, aber ich habe ja auch nicht richtig mitbekommen, was da zu Hause abgeht. Bin ja viel unterwegs und zum Teil auch die ganze Woche weg. Habe ja den Kindern und meiner Frau auch von unterwegs Geschenke mitgebracht, damit sie wissen, dass ich an sie denke. Die Zwillinge wollen immer was zum Anziehen oder Schminken und meine Frau freut sich über Schmuck. Und wenn ich Cindy frage, was sie haben möchte, sagt sie immer nur „irgendwas, was dir einfällt, was dir so über den Weg läuft". Ich habe immer gedacht, sie ist zufrieden, wenn sie sich nichts wünscht.

Beraterin: Und Sie, Frau Rella, wie sehen Sie die Situation?

Frau Rella: Mir ist das alles zu viel, drei Mädels in der Pubertät, das habe ich mir nicht so schlimm vorgestellt. Dieses ständige Gezanke und Gekeife. Lena und Lisa haben sich ja schon immer gekabbelt. Die konnte ich nie alleine in einem Zimmer lassen. Die kriegten sich ganz schnell in die Haare. Deshalb musste ich sie auch in getrennten Zimmern unterbringen. Zuerst ging es ja mit Lisa und Cindy in einem Zimmer ganz gut, aber dann fingen die auch an sich ständig zu streiten. Also haben wir die Abstellkammer ausgeräumt. Die ist fast so groß wie ein Zimmer, nur hat eben kein Fenster. Aber beruhigt hat sich danach nichts. Die streiten einfach um alles, wer welche Aufgaben machen soll, warum wer welches Zimmer hat, was im Fernsehen angeguckt wird, ach, einfach alles!

Beraterin: Jetzt möchte ich gerne von dir, Cindy, wissen, wie du die Situation wahrnimmst?

Cindy: Ich will nicht mehr zurück – die sind so gemein zu mir!

(Lisa und Lena protestieren)

Beraterin: Cindy, wen meinst du mit „die" und was verstehst du unter „so gemein"?

Lisa: *(unaufgefordert)* Ach die spinnt ja – nur weil wir sie nicht mitnehmen zu unseren Freunden oder wenn wir zum Skater-Park gehen. Deshalb ist die sauer. Dabei ist die noch keine 14, also noch Kind.

Lena: Ja, und bei unseren Freunden macht sie uns lächerlich, so wie die immer herumläuft, immer so dreckig und mit diesen Assi-Klamotten.

Beraterin: Danke für eure Informationen. Ich hatte Cindy gefragt, wie *sie* die Dinge sieht. Ihr kommt auch noch dran. Also Cindy, möchtest du deine Sicht sagen?

Cindy: Ich will weg hier. Wir sind keine richtige Familie. Da kann ich ja gleich in einem Heim leben. Sie haben mich auch gefragt, was ich mit „so gemein" meine. Na, dass die mich rumschubsen. Cindy mach dies, Cindy mach das, räum die Küche auf, bring den Mülleimer runter, wo ist mein Schminkzeug, hast du meine Haarbürste versteckt – alles schieben sie mir in die Schuhe!

Beraterin: Wer sind denn „die", wenn du von „rumschubsen" sprichst?

Cindy: Meine Stiefschwestern und meine Stiefmutter manchmal auch. Mein Vater nicht, aber der ist ja meistens sowieso nicht zu Hause.

Beraterin: Lena, wie siehst du die Situation?

Lena: Ach, die spinnt doch. Wir tun der gar nichts. Wenn die uns in Ruhe lässt, lassen wir sie auch in Ruhe. Die soll sich um ihr Zeug kümmern und uns in Ruhe lassen.

Lisa: Ja, Lena hat voll recht, die soll uns in Ruhe lassen. Immer will sie was: dabei sein, mit uns mitgehen. Dann nimmt sie ungefragt unsere Sachen, Schminke und so.

Beraterin: Eure Mutter hat vorhin berichtet, dass auch ihr beide nicht immer einer Meinung seid und sie euch deshalb in verschiedene Zimmer unterbringen musste. Was ist denn eure Einschätzung dazu?

Lisa: Stimmt schon, Lena ist auch immer an meine Sachen rangegangen und das konnte ich gar nicht leiden.

Lena: Du an meine aber auch!

Beraterin: Und wie habt ihr es geregelt, wenn ihr euch gegenseitig gestört habt?

(Lena und Lisa kichern)

Lena: Wir haben uns gekloppt und auch die Sachen von der Anderen kaputt gemacht. Aber das machen wir schon lange nicht mehr. Nur manchmal keifen wir uns noch an. Aber weil das die Mama so nervt, machen wir das auch nicht so oft.

Beraterin: Und seit wann streitet ihr euch weniger?

Lisa: Na, seit Cindy nicht mehr in die Tagesgruppe geht. Wir achten jetzt auf unser Zeug, aber sie nimmt uns unsere Sachen weg.

Beraterin: Frau Rella, nach dem, was die Kinder gesagt haben, wie schätzen Sie die Situation der Mädchen ein?

Frau Rella: Ja, so ähnlich ist es, wie die Mädels es gesagt haben. Also eigentlich haben alle recht. Ich weiß nicht, wie ich mit diesen Teenies fertigwerden soll. Damals die Familienhilfe war ganz gut. Die hat sich dann für die Mädels Zeit genommen und hat es sogar geschafft, dass die miteinander was gemacht haben. Zumindestens hatten sie eine gemeinsame Lieblingsserie. Und auch wenn die Familienhelferin mit ihnen Eis essen gegangen ist, oder so was, da hatte ich dann mal ein wenig Ruhe und Zeit für mich. Aber dann war das zu Ende und alles ging wieder von vorne los. Und dann ging Cindy ja in die Tagesgruppe. Auch da war es ruhiger. Na ja, Lisa und Lena zankten sich oft, aber dann schickte ich sie in ihre Zimmer und sie bekamen Fernsehverbot, und dann war eine Weile Ruhe.
Erst wollte Cindy in die Tagesgruppe, dann aber auch wieder nicht. Da hat sie dann manchmal Ausreden erfunden, um nicht hinzugehen. Da haben die dann gesagt, dann solle sie zu Hause bleiben, und danach wollte sie wieder hingehen. Und dann war sie auch schon zu alt für diese Gruppe und sie hätte zu einer anderen gemusst. Da haben wir den Wechsel abgelehnt. Sie sollte ja nun auch mal zur Ruhe kommen. Und die Schule musste sie ja auch wechseln. Also sie ist auf die Oberschule gekommen, leider dieselbe, wo auch Lisa und Lena waren. Und dann ging der ganze Zirkus von vorne los.

Beraterin: Herr Rella, was denken Sie so, wenn Sie von Ihrer Frau und Ihren Töchtern die Erfahrungen über den Alltag hören?

Herr Rella: Na ja, viele der Geschichten kenne ich ja. Die erzählt mir meine Frau dann am Feierabend oder am Wochenende. Aber ich habe ja auch viel eigenes Zeug um die Ohren und für diesen Krimskrams kein Ohr. Was soll ich denn auch machen. Soll ich spät abends noch in die Zimmer gehen und mit den Mädchen schimpfen? Das bringt doch auch nichts.

Beraterin: Was ich so von Ihnen und euch alles gehört habe ist, dass ihr alle es nicht einfach hattet bis heute, bis hier zu unserem gemeinsamen Gespräch. Ich danke

euch nochmals, jedem, jeder Einzelnen, dass ihr den Mut aufgebracht habt, heute hierher zu kommen, alle zusammen. Jede, jeder in eurer Familie hat so ihr oder sein Päckchen zu tragen und hat sich angestrengt, etwas dazu beizutragen, dass aus den vielen verschiedenen Menschen eine neue Familie entsteht. Das ist nicht einfach, ich kenne das von anderen Familien. Die einen schaffen es schneller, andere brauchen etwas länger. Trotz aller Anstrengungen und dass sich alle bemühen, es richtig gut zu machen, es scheint nicht zu klappen. Immer wieder entstehen Situationen, wo das Gefühl aufkommt „wir sind ja doch keine richtige Familie". Manche Familien geben auf, aber die meisten bemühen sich weiter. Ihr gehört, glaube ich, zu den Familien, die sich weiter um ein gutes Miteinander bemühen. Sonst wärt ihr ja nicht hergekommen und wir hätten nicht miteinander geredet.
Ich glaube, wir sollten alle noch einmal darüber nachdenken, was das Beste für jeden Einzelnen von euch ist, und was das Beste für euch alle zusammen ist.
Dann können wir uns zu einem nächsten Gespräch verabreden. Cindy wohnt jetzt erst einmal in der Jakobstraße. Sie kann von da aus gut die Schule besuchen. Und wir treffen uns dann zu einem weiteren Gespräch in zwei Wochen wieder.

Hypothesenerweiterung:

- Das Familienleben der Familie R. scheint hochgradig davon geprägt zu sein, „eine richtige Familie sein zu wollen". Was darunter zu verstehen ist, wird nicht kommuniziert und ist wahrscheinlich auch nicht so einfach zu beschreiben. Es entsteht der Eindruck, dass jede/r Beteiligte die Familie als „richtig" erlebt, wenn ihre/seine Bedürfnisse befriedigt werden. Für diese Bedürfnisbefriedigung bzw. Nichtbefriedigung werden dann die jeweils anderen verantwortlich gemacht.
- Alle drei Mädchen zeigen deutlich altersspezifisches Verhalten (Pubertät). Weder Mutter noch Vater haben entsprechende Erfahrungen, damit umzugehen. Die Mutter hat in ihrer Jugend wahrscheinlich wenig Experimentierfelder gehabt, um sich auszuprobieren. Über ihre Herkunftsfamilie gibt es z. Zt. noch keine Informationen. Die zeitige Schwangerschaft und das Verlassenwerden vom Partner lassen instabile Verhältnisse vermuten.

Weiteres Vorgehen

Im Folgegespräch betonten alle Beteiligten, dass sie es auf jeden Fall als Familie gemeinsam schaffen wollten, miteinander klarzukommen. Ob es nicht sowas wie eine Familienhilfe für alle geben würde, nicht nur für die Kinder, war eine Idee der Familie Rella. Es wurden die Bedingungen einer „Familientherapie at home" durchgesprochen und die der Multifamilientherapie. Letztere Maßnahme passte besser zu Familie Rella, da sich die Zeitstruktur des Vaters besser mit den Terminen der

Maßnahme koordinieren ließ. Außerdem fanden alle Familienmitglieder es interessant, auch „andere Familien mit Problemen“ kennenzulernen. „Dann fühlt man sich nicht nur alleine so schlecht“, so wörtlich Frau Rella.

Für Familie Rella wurde eine Multifamilientherapie bewilligt. Die Maßnahme lief über beinahe 2 Jahre. Alle Familienmitglieder beteiligten sich regelmäßig. Für die Mädchen entstanden individuelle Freundschaften und gerade die Zwillinge „klebten“ nicht mehr so dicht aufeinander. Frau Rella fand in den anderen Müttern gute Gesprächspartnerinnen und auch Herr Rella konnte seine Vater- und Männerrolle reflektieren.

April 2020, Lösungen

Familie Rella, besonders beide Elternteile, haben wahrgenommen, dass sehr unterschiedliche Formen von Familien *„normal“* sind. Für Frau Rella war es besonders wichtig zu akzeptieren, dass jedes Kind *anders* ist und es ihnen guttut, in dieser Eigenheit wahrgenommen zu werden. Darüber hinaus war es für Frau Rella und Cindy wichtig, sich in ihren Rollen als Stiefmutter und Stieftochter zu akzeptieren, d. h., Frau Rella ist nicht die *leibliche Mutter* von Cindy, übernimmt aber Aufgaben und Zuwendungen einer Mutter. Und Cindy ist nicht das *leibliche Kind* von Frau Rella, respektiert aber die Mutterrolle von Frau Rella und benimmt sich wie eine Tochter. Auch Herr Rella musste lernen, sich der leiblichen und den adoptierten Töchtern gegenüber als *Vater* bzw. *Adoptivvater* zu definieren. Alle Töchter konnten für sich realisieren, dass sie mit ihren Eigenheiten akzeptiert und wertgeschätzt werden. Sie machten auch die Erfahrung, dass man sich nicht *innigst lieben muss* um sich zu akzeptieren, sondern gegenseitiger Respekt das Miteinander vereinfacht. Nach 20 Monaten Multi-Familientherapie konnte Familie Rella ihrem alltäglichen Leben überlassen werden. Sie wussten, was für sie wichtig ist, sie hatten ihre sozialen Kontakte erweitert und kannten Ansprechpartner*innen, wo sie sich ggf. wieder Unterstützung holen konnten.

P. S. Auch das zuständige Jugendamt hat eine wichtige Erfahrung gemacht. Es scheint effektiver zu sein, sich die Dynamiken in Familien genauer zu vergegenwärtigen, bevor Entscheidungen für Maßnahmen getroffen werden. Man kann spekulieren, dass eine weitere Einzelmaßnahme für Cindy weder die „Kernfragen“ der anderen Familienmitglieder gelöst hätte, noch ihren Bedürfnissen angemessen gewesen wäre. Auch wenn eine Multifamilientherapie zunächst teurer erscheint als andere Maßnahmen der Jugendhilfe, wie diese Geschichte zeigt, hätten die Kosten für ein halbes Jahr Sozialpädagogische Einzelhilfe und zwei Jahre Tagesgruppe gespart werden können, wenn man der Familie bereits bei den ersten Auffälligkeiten, die Cindy nach außen zeigte, genauer zugehört hätte.

P.P.S. Cindy lernte während der Multifamilientherapie einen ein Jahr älteren jungen Mann, „Prince“, aus einer Familie mit Migrationshintergrund kennen. Diese Familie scheint Cindy sehr zu akzeptieren und sie hält sich regelmäßig bei ihnen auf – mit dem Einverständnis ihrer Eltern.

Dagmar Hosemann

Nachwort

Hier endet die Geschichtensammlung schließlich in der Gegenwart der Kinder- und Jugendhilfe an einem fiktiven Ort auf der Landkarte. Soziale Arbeit, aus deren beruflicher Perspektive wir als Autor*innen wahrnehmen und beschreiben, bedarf qualifizierter und kreativer Fachkräfte *und* politischer und ökonomischer Rahmenbedingungen und Strukturen, unter denen anschlussfähige – und damit fachlich und wirtschaftlich sinnvolle Hilfen geleistet werden können.

Unsere langjährige Erfahrung in Lehre und praktischer Tätigkeit hat uns gezeigt, dass die Grundlagen der systemisch-lösungsorientierten Kommunikation für ein Studium der Sozialen Arbeit als angewandte Wissenschaft unabdingbar sind. Viele Wissenschaftler*innen und Praktiker*innen plädieren seit Jahrzehnten dafür, und doch hat dieser Ansatz in den Curricula der entsprechenden Studiengänge mitunter nur einen bescheidenen Platz. Neben dem prekären Stellenwert Sozialer Berufe in unserer Gesellschaft hat vielleicht auch dazu beigetragen, dass in den frühen Werken zur Systemischen Familientherapie die Begriffe *Family Worker* und *Family Work* aus dem Amerikanischen mit *Familientherapeut* und *Familientherapie* übersetzt wurden. Damit fanden diese Methoden erst zeitverzögert Eingang in die pädagogischen Berufe. Viele der Ahn*innen der systemischen Familientherapie waren Sozialarbeiter*innen; um nur einige zu nennen: Virginia Satir, Olga Silverstein, Marianne Walters, Steve de Shazer, Peggy Papp, Marcia Sheinberg, Lynn Hoffman, Rosmarie Welter-Enderlin, Monica McGoldrick, Luis Braverman. Die frühen Pionier*innen in Deutschland blieben zum großen Teil unbekannt. Es waren und sind die, die sich das Wissen und Können in Weiterbildungsinstitutionen und Zusatzqualifikationen aneigneten und in der Praxis danach handeln. Heute, nach etlichen Jahren in Lehre und Agieren in den Arbeitsfeldern der Sozialen Arbeit, begegnen uns viele Kolleg*innen, die sich das systemisch-lösungsorientierte Handeln zu eigen gemacht haben. Diesen Fachkräften sind unsere Geschichten gewidmet. Dank dieser Profis werden im besten Falle viele neue und hoffnungsvolle Lebensgeschichten für Menschen geschrieben. Denn: Das Wünschen hilft – und das Tun verändert (die Geschichte/n).

Glossar

Basistechniken der Gesprächsführung

1. Akzeptanz, Empathie, Kongruenz
2. Aktives Zuhören und Verbalisieren emotionaler Erlebnisinhalte
3. Beachtung nonverbaler Signale
4. Nutzen von Schweigen und Pausen
5. Offene und weiterführende, sogenannte „W- Fragen“ (Wer, wie, wo, wann, was, was genau? Vorsicht ist angeraten bei „weshalb“ und „warum“; dies führt zu Erklärungszwang und zur (Er-)findung von Begründungen)
6. Paraphrasieren
7. Spiegeln und Wiederholen verbaler Inhalte, Schlüsselworte aufgreifen
8. Verständnisfragen

Systemisch-lösungsorientierte Grundannahmen und Elemente

9. Arbeit mit dem Bezugsrahmen des Gegenübers
10. Beachtung der Interaktionserwartungsmuster (Besucher*in = BE, Klagend*e = KL, Kund*in = KU)
11. Begrenzung der Problemanalyse und Ursachenexploration
12. Expert*innenstatus des Gegenübers
13. Fokussierung auf Zukunft und Lösungen
14. Haltung der Neugier und des Nicht-Wissens
15. Jedes Verhalten macht Sinn, wenn der Kontext berücksichtigt wird
16. Joining und kooperative Beziehungsgestaltung
17. Konsequente Ressourcenorientierung (Person, Umfeld, Vergangenheit, Gegenwart, Zukunft etc.)
18. „Widerstand“ ist kein Störfaktor, sondern eine Form der Kooperation
19. Zirkularität und Wechselwirkungen in Systemen

Methoden und Techniken

20. Aktivierung der Selbsthilfepotenziale durch Erwartungsenttäuschung (Berater*in zeigt sich bewusst hilflos)
21. Auftragsklärung
22. Ausnahmefragen
23. Cheerleading, Komplimentieren (Fähigkeiten, Erfolge, gute Absichten, etc.)
24. Copingfragen
25. Fragen zur Möglichkeitskonstruktion (Was wäre, wenn ..., wie könnten Sie, etc.)

26. Fragen zur Wirklichkeitskonstruktion (Wie sehen Sie ..., wie erklären Sie sich, etc.)
27. Genogrammarbeit
28. Gruppendynamik nutzen
29. Hypothetische Fragen (Angenommen, ...) Spezialfall: Wunderfrage
30. Hypothesenbildung
31. Nutzen von Humor und Metaphern
32. Nutzen von Ritualen
33. Reflecting Team
34. Reframing und Angebote alternativer Sichtweisen
35. Selbstexploration/Biografiearbeit
36. Skalierungsfragen und Klassifizierungsfragen
37. Verschlimmerungsfrage(n)
38. Zeitstrahl
39. Zielklärung, wohlformulierte Ziele (SMART o. ä. Modelle)
40. Zirkuläre Fragen, Beziehungsfragen

Hypnotherapie und NLP

41. Ansprechen unterschiedlicher Sinneskanäle (insbesondere bei Visionsfragen und Wunderfrage)
42. Einführung des Unbewussten als Kooperationspartner und innere Ressource
43. Externalisieren von Symptomen und Emotionen
44. Hypnotische Sprachmuster nach Milton Erickson
45. Trancezustände induzieren, innere „Filme“ ablaufen lassen
46. Vision eines „kompetenten Zukunfts-Ichs“ als Ratgeber*in für Problemlösung

Literatur

Ameln, F. von (2004): Konstruktivismus: Die Grundlagen systemischer Therapie, Beratung und Bildungsarbeit. Stuttgart; Tübingen; Basel (UTB Francke).

Andersens Märchen (2012): München (Knaur).

Bandler, R. u. J. Grinder (1981): Metasprache und Psychotherapie. Die Struktur der Magie I. Paderborn (Junfermann).

Berg, I. K. (1992): Familien-Zusammenhalt(en). Ein kurz-therapeutisches und lösungs-orientiertes Arbeitsbuch. Dortmund (verlag modernes lernen).

Berne, E. (1975): Was sagen Sie, nachdem Sie ‚Guten Tag' gesagt haben? Psychologie des menschlichen Verhaltens. München (Kindler).

Bürgi, A. u. H. Eberhart (2006): Beratung als strukturierter und kreativer Prozess. Ein Lehrbuch für die ressourcenorientierte Praxis. Göttingen (Vandenhoeck & Ruprecht).

Derungs, K. (Hrsg.) (2010): Die ursprünglichen Märchen der Brüder Grimm. Die wahren Geschichten neu entdeckt. Grenchen bei Solothurn (edition amalia), 2. erw. Neuauflage.

Foerster, H. von u. E. von Glasersfeld (1999): Wie wir uns erfinden. Eine Autobiographie des radikalen Konstruktivismus. Heidelberg (Carl-Auer-Systeme), 4. Aufl. 2010.

Grimms Märchen Gesamtausgabe (1976): Lizenzausgabe, Bayreuth (Gondrom).

Hosemann, D. (1992): Vorwort zu Berg, I. K.: Familien-Zusammenhalt(en). Ein kurztherapeutisches und lösungs-orientiertes Arbeitsbuch. Dortmund (verlag modernes lernen).

Hosemann, D. (1993): Familienberatung in der Sozialarbeit/ Sozialpädagogik – Altes oder Neues? In: Narowski, C. u. W. Seelisch (Hrsg.): Zwischen Schicksal und Lebensentwurf. Familie aus der Sicht von Sozialarbeit und Sozialpädagogik. Darmstadt (Bogen Verlag), S. 161–187.

Hosemann, D. (2016): Die Systemisch-Konstruktivistische Perspektive. In: Michel-Schwartze (Hrsg.): Der Zugang zum Fall. Beobachtungen, Deutungen, Interventionsansätze. Wiesbaden (Springer VS), S. 177–201.

Jong P. de u. I. K. Berg, (1998): Lösungen (er-)finden. Das Werkstattbuch der lösungsorientierten Kurztherapie. Dortmund (verlag modernes lernen), 5. Aufl. 2003.

Kleve, H. (1999): Postmoderne Sozialarbeit: Ein systemtheoretisch-konstruktivistischer Beitrag zur Sozialarbeitswissenschaft. Aachen (Wissenschaftsverlag des Instituts für Beratung und Supervision).

Kleve, H. (1996): Konstruktivismus und Soziale Arbeit. Nordlingen (Steinmeier), 2. Aufl. 2003.

Migge, B. (2018): Hypnose und Hypnotherapie: Grundlagen und Praxis für Coaching und Kurzzeittherapie, Weinheim (Beltz).

Mohl, A. (1993): Der Zauberlehrling. Das NLP Lern- und Übungsbuch. Paderborn (Junfermann), 10. Aufl. 2010.

Müller, C. W. (1982): Wie Helfen zum Beruf wurde. Eine Methodengeschichte der Sozialarbeit. Weinheim und Basel (Beltz).

Pfeifer-Schaupp, H.-U. (1995): Jenseits der Familientherapie. Systemische Konzepte in der Sozialen Arbeit. Freiburg i. Breisgau (Lambertus).

Rölleke, H. (Hrsg.) (1989): Die wahren Märchen der Brüder Grimm. Frankfurt/M (Fischer).

Rölleke, H. (2004): Die Märchen der Brüder Grimm: Quellen und Studien. Gesammelte Aufsätze. Trier (reclam).

Rölleke, H. (Hrsg.) (2014): Grimm, J. u. W. Grimm, Kinder- und Hausmärchen. Ditzingen (reclam), Gesamtausgabe letzter Hand v. 1857.

Rutschky, K. (2003): Deutsche Kinder-Chronik. 400 Jahre Kindheitsgeschichte. Lizenzausgabe. Köln (Parkland), Original: Kiepenheuer & Witsch, Köln 1983.

Schlippe, A. von u. J. Schweitzer (1996): Lehrbuch der systemischen Therapie und Beratung. Göttingen; Zürich (Vandenhoeck & Ruprecht), 2. durchges. Aufl.

Segal, L. (1988): Das 18. Kamel oder Die Welt als Erfindung. Zum Konstruktivismus Heinz von Foersters. München (Piper).

Watzlawick, P. u. Weakland, J. H. u. Fisch, R. (1974): Lösungen. Zur Theorie und Praxis menschlichen Wandels. Bern; Stuttgart; Wien (Hans Huber).

Internetverweise:

arbeitsblaetter.stang-taller.at/LERNEN/LerntheorienKonstruktive.shmtl, zugegriffen 22.10.2020.

Bardmann, T.: Eigenschaftslosigkeit als Eigenschaft. Soziale Arbeit im Lichte der Kybernetik des Heinz von Foerster, http://systemmagazin.de/bibliothek/texte/bardmann_eigenschaftslosigkeit.pdf, zugegriffen 28.09.2020.

www.hyperkommunikation.ch/literatur/von_glasersfeld_konstuktivismus.htm, zugegriffen 08.09.2020.

Standford Encyclopedia of philosophy, Construtive Mathematics, http://plato.standford.edu/entries/mathematics-constructive/, zugegriffen 04.08.2020.

Kurzbeschreibungen, Kontextbezüge, Methoden und Techniken

1. **Herrn Kaisers neue Kleider** – *Des Kaisers neue Kleider*

   Der Kaiser langweilt sich zu Tode durch die üblichen Abläufe und sein Verhalten am Hofe. Durch die Beratung von Herrn Schneider (dem Schneider) gelingt es ihm, sich seinen Untertanen und dem Volk gegenüber anders zu verhalten.
   Kontext: persönliche Beratung / Coaching für Vorgesetzte und Teamleitungen.
   Glossar: 1; 2; 5; 7; 10 KU; 21; 25; 29; 37.

2. **Heirat mit Hindernissen – Prinzessin gesucht** – *Aschenputtel (I)*

   Der Prinz ist durch die Heiratswünsche seiner Eltern im Loyalitätskonflikt. Auch weiß er nicht, was er mit dem goldenen Schuh anfangen soll. Die Beratung ermöglicht es ihm, seine Situation anders wahrzunehmen und Handlungsfähigkeit zu erlangen.
   Kontext: persönliche Beratung, besonders bezogen auf Lebenssituationen von jungen Erwachsenen.
   Glossar: 1; 5; 6; 7; 8; 9; 10 KU; 12–14; 17; 19; 23; 25; 26; 29; 34; 36; 40.

3. **Das grüne Grauen** – *Der Froschkönig oder der eiserne Heinrich*

   Die Königstochter ist in dem Konflikt, sich in eine Situation hineinmanövriert zu haben, die sie so nicht will und erhofft sich ein Eingreifen von außen. Die Beratung hilft ihr, einen Ausweg zu finden und eine eigene Lösungsidee zu entwickeln. *Kontext:* persönliche Beratung bezogen auf verborgene Ressourcen bei inneren Konflikten.
   Glossar: 1; 2; 8; 9; 10 KL; 11–14; 16; 17; 21; 26; 34; 37; 40; 46.

4. **Pilzbratlinge und Schafsmafia – Visionen eines Wolfes** – *Der Wolf und die sieben jungen Geißlein*

   Der Wolf hat eine Ziegenfleisch-Allergie und muss seine Ernährung umstellen. In der Ernährungsberatung setzt er sich damit auseinander, was vegetarische Kost für ihn bedeuten würde. Mithilfe einer Visionssequenz kommt er mit einer seiner Ressourcen in Kontakt und kann eine Entscheidung treffen.
   Kontext: persönliche Beratung, Ambivalenzarbeit, die erforderlich wird, weil bestimmte Lebensgewohnheiten aufgegeben werden müssen. Gilt vor allem im Gesundheitsbereich, bei der Feststellung chronischer Erkrankungen, Er-

nährungsproblemen oder dem Konsum gesundheitsschädigender Substanzen.
Glossar: 1; 2; 5; 6; 8; 9; 10 KU; 11–17; 23; 29; 31; 41; 42; 45.

5. **Coaching von Kopf bis Fuß** – *Der gestiefelte Kater*

Der gestiefelte Kater bespricht mit einem Coach seine Pläne, die er sich für den jüngsten Müllersohn ausgedacht hat und erhofft fachliche Rückmeldungen.
Kontext: klassische Coaching-Situation mit hilfreichen Frage- und Einschätzungstechniken.
Glossar: 1; 4–7; 10 KU; 12; 16; 21; 24–26; 29; 34; 36; 39.

6. **Spiel ohne Sieger – Eine folgenreiche List** – *Der Hase und der Igel*

Die Frau des Igels sucht einen Berater auf, weil sie sich am Tod des Hasen schuldig fühlt und es ihr mit diesen Schuldgefühlen sehr schlecht geht. Im Gespräch zeigt sich die Beziehungsdynamik des Igelpaares und wie es sich mit solchen Differenzen umgehen lässt.
Kontext: persönliche Einzelberatung, in der der Umgang mit Verlusten, Trauer, Schuldempfinden, Wut und das unterschiedliche Verarbeiten dieser Erfahrungen in einer Paarbeziehung thematisiert werden.
Glossar: 1–3; 5–9; 10 KU; 12–17; 19; 21; 23; 26; 29; 34; 39.

7. **Wetterphänomene – Ein Personalgespräch in der Probezeit** – *Frau Holle*

Die Pech-Marie zeigt ein unpassendes Arbeitsverhalten und Frau Holle, als ihre Arbeitgeberin, bittet sie zu einem Personalentwicklungsgespräch.
Kontext: klassisches PE-Gespräch mit einvernehmlichem Ausgang für beide Parteien, Innovation des Unternehmens, Folgewirkungen.
Glossar: 1; 2; 4; 5; 6; 9; 10 BE; 11–19; 23; 29; 34; 39; 40.

8. **Die Küstenpäpstin** – *Vom Fischer und seiner Frau*

Der Fischer und seine Frau suchen eine Paarberatung auf, da die Ansprüche der Frau zu erheblichen Konflikten in der Beziehung führen. Gemeinsame Ziele entdecken und sich als Paar gegen die Beraterin zu verbünden, helfen dem Paar zu neuen Perspektiven.
Kontext: klassische Paarberatung, in der durch die Fragetechniken die individuellen und gemeinsamen Perspektiven des Paares thematisiert werden, was Letztere für ihre Entscheidungen nutzen.
Glossar: 1; 5–9; 10 BE=Fr. Fischer, KL=H. Fischer; 13; 14; 16–21; 23; 31.

9. **Märcheninnung, Karriereknick und der Zorn der guten Fee** – *Dornröschen (I)*

Der 13. Fee droht Berufsverbot, sollte sie Dornröschen verfluchen. Sie wird zu einer Beratung verpflichtet, in der sie herausarbeitet, wie sie mit ihrer Frustration umgehen kann, ohne anderen zu schaden.
Kontext: Beratung im Zwangskontext, die trotz anfänglichen Widerstands für eigene Perspektiven genutzt wird. Diese Konstellation kommt vielfältig im Bereich der Sozialen Arbeit vor, z. B. bei Jugendlichen, in der Drogenhilfe, Psychiatrie und justiznahen Arbeitsfeldern mit Kontrollaufträgen.
Glossar: 1; 2; 6–9; 10 BE; 11; 13; 14; 18; 21; 23–25; 34; 37.

10. **Der Prinz, der nicht küssen durfte** – *Dornröschen (II)*

Dadurch, dass die 13. Fee eine andere Entscheidung traf, kann der Prinz seiner Bestimmung, Dornröschen wachzuküssen, nicht nachkommen. Dies führt zu einer Identitätskrise. Er fühlt sich hilflos und weiß nicht, was er machen soll.
Kontext: Coaching zur Entwicklung einer Berufs- und Lebensperspektive.
Glossar: 1; 6; 9; 10 KU; 11; 14; 16; 21; 25; 34; 40.

11. **Buntkäppchen, Rotwein und das Geheimnis von Hermine Grau** – *Rotkäppchen*

Rotkäppchens Großmutter sucht eine Suchtberatungsstelle auf, da sie sich seit dem Überfall durch den Wolf viele Vorwürfe macht und aus ihrem Genuss des Rotweins inzwischen ein manifestes Alkoholproblem geworden ist.
Kontext: lebensweltorientierte Erstgespräche in Beratungseinrichtungen mit Schwerpunkt Drogen- und Alkoholmissbrauch, die u. a. aufzeigen, wie man Zugang zu diesem Adressat*innenkreis bekommt, ohne eine sofortige Abstinenz zu erwarten.
Glossar: 1–5; 7; 9; 10 KU; 13–17; 19; 21–23; 25; 34; 39; 40.

12. **Feldsalat im Eltern-Kind-Hofgut** – *Rapunzel*

Die minderjährige Rapunzel wird wegen Kindesvernachlässigung auffällig und vom Jugendamt aufgefordert, sich bei einer Mutter-Vater-Kind-Einrichtung vorzustellen. Wenn dies nicht von Erfolg gekrönt sein sollte, droht ihr die Inobhutnahme der Kinder durch das Jugendamt.
Kontext: Erstgespräch (bedingter Zwangskontext) in einer Einrichtung mit einer Jugendlichen, der es an Problemwahrnehmung mangelt. Gesprächsziel: Wie lässt sich trotz ablehnender Haltung Kontakt herstellen, der eine kooperative Zusammenarbeit eröffnet. Ein weitverbreiteter Arbeitszusammenhang in der Jugend- und Familienhilfe.
Glossar: 1–5; 7–9; 10 BE; 12–18; 23–25; 36; 40.

13. **Zuckerguss und Tränen – Verzweiflung und Mut sind wie Geschwister** – *Hänsel und Gretel*

Gretel ist verzweifelt, weil sie nicht weiß, was sie in der bedrohlichen Situation im Haus der Hexe für sich und ihren Bruder tun könnte. Sie fühlt sich völlig hilflos und überfordert. Die Beratung unterstützt sie dahingehend, Lösungen nicht von außerhalb zu erwarten, sondern bei sich selbst zu finden.
Kontext: persönliche Beratung für Menschen, die ihre Lebensumstände beklagen und sich in eine Wahrnehmungsspirale begeben, wo sie Hilfe nur noch von anderen erwarten („erlernte Hilflosigkeit").
Glossar: 1; 2; 7; 8; 10 KL; 12–14; 20; 21; 23; 29.

14. **Die Verwandlung des Herrn Stilz** – *Rumpelstilzchen*

Rumpelstilzchen wird nach einem Wutanfall, bei dem es sich und andere gefährdete, zwangsweise in die Psychiatrie eingewiesen. Die aufnehmende Ärztin versucht Kontakt zu dem völlig verstörten und uneinsichtigen Patienten aufzunehmen. Im Beratungsprozess gelingt es dem herausfordernden Patienten schließlich, den Klinikaufenthalt zu nutzen, um Ziele und neue Lebensperspektiven für sich zu erkennen.
Kontext: Zwangseinweisungen in die Psychiatrie. Gespräche, die ressourcenorientierte Kontakte zu den Patienten ermöglichen und die Zwangssituation nicht leugnen.
Glossar: 1–9; 10 BE; 12; 13; 15; 18; 19; 21;23; 24; 29; 31; 34; 36; 39; 40; 43.

15. **Räuberhaus für Runaways – Gruppentherapie in Norddeutschland** – *Die Bremer Stadtmusikanten*

Die vier Stadtmusikanten treffen sich zu einer Therapiegruppe in einer stationären Drogeneinrichtung. In vier Sitzungen erzählt jede*r seine Lebensgeschichte und es werden Schritte zur Veränderung herausgearbeitet.
Kontext: Gruppentherapie in stationären Einrichtungen unter Einbeziehung des Selbsthilfe-Ansatzes.
Glossar:1; 14; 20; 23; 24; 26; 28; 29; 32; 34–37.

16. **Gefahren im Wald und ein pelziger Besucher** – *Schneeweißchen und Rosenrot*

Die Mutter der Schwestern ist mit der Entwicklung ihrer Kinder eigentlich sehr zufrieden. Trotzdem macht sie sich Sorgen, wie es weitergehen wird und wie sie ihre Kinder vor Gefahren schützen kann. Sie sucht Hilfe bei einer Freundin, die hypnotherapeutische Erfahrungen hat.
Kontext: Hypnotherapeutische Gesprächsführung, um autosuggestive Wahrnehmungsmuster zu verändern.
Glossar: 1; 3; 5; 7; 9; 11–14; 17; 19; 21–23; 29; 31; 34; 40–42; 44; 45.

17. **Aus der Chronik eines Verbrechens** – *Schneewittchen (I)*

Die böse Königin wird in eine Beratung geschickt, da sie Schneewittchen umbringen will. Ihr Hofberater möchte sie von diesem Vorhaben abbringen.
Kontext: Beratung auf der Basis der Unfreiwilligkeit, wo die Probandin keinerlei Problemeinsicht hat. Grenzen des Möglichen im Beratungsprozess werden hier deutlich.
Glossar: 1; 2; 5; 7; 10 BE; 18; 21; 25.

18. **Die Zipfel-WG** – *Schneewittchen (II)*

Schneewittchen beklagt sich bei einer mütterlichen Freundin über die Bedrohung in ihrem Alltag im Zwergenhaus. Die Betonung der Beraterin, die Zwerge als Vertrauenspersonen anzunehmen, führt im Laufe des Gespräches dazu, dass Schneewittchen von den eigentümlichen Verhaltensweisen der Zwerge, inklusive eines „Familiengeheimnisses" berichtet. Mit hypnotherapeutischen Kommunikationsstrukturen verankert die Freundin bei Schneewittchen Zuversicht, was allerdings den Lauf des Schicksals nicht aufhält. Schließlich hilft die Freundin den Zwergen, mit dem Tod von Schneewittchen zurechtzukommen, was letztendlich zu dem positiven Ausgang der Geschichte führt.
Kontext: persönliche Beratung von einzelnen und einer Gruppe mit Elementen der Hypnotherapie, Coping-Strategien und des Reframings.
Glossar: 1; 3; 5; 6; 7; 9; 10 KL; 11–17; 19; 23–26; 29; 34; 41; 44; 45.

19. **Zweiwegspieglein an der Wand ...** – *Schneewittchen (III)*

Die Veränderungen im Gesamt-System zeigen sich, wenn einzelne Beteiligte andere Entscheidungen treffen. Wieder ist die Königin die zu beratende Person, die aber dieses Mal viel aufgeschlossener für Interpretationen ihrer Wahrnehmungen und Gefühle ist. Dazu hilft, dass der Spiegel als Berater ein Team im Hintergrund hat, welches den Beratungsprozess beobachtet und kommentiert. Diese Metakommunikation ist auch der Königin zugänglich, was eine Fülle von erweiterten Sichtweisen zu Tage bringt und schließlich das Märchen völlig anders enden lässt.
Kontext: Beratungsgespräch mit der Methode des „Reflecting Teams", eine Beratungstechnik, die in vielen Kontexten angewandt wird, besonders auch bei Teamberatungen und in Konfliktfällen.
Glossar: 2; 13; 15; 17, 19; 30; 33–35.

20. **Cindy Rella** – *Aschenputtel (II)*

Dies ist eine fiktive Falldarstellung aus dem Bereich der Jugendhilfe und Familienberatung. Eine Tochter der Familie nimmt ihr Leben als ein „Aschenputtel" wahr (Life-Skript) und versucht dagegen zu rebellieren. Sie wird nachts

von der Polizei aufgegriffen und vom Jugendamt in Obhut genommen. Da die Familie dem Jugendamt schon seit längerem bekannt ist, bezieht die Sozialarbeiterin die Vorkenntnisse und ein Familiengespräch zur Erstellung eines Hilfeplans in die Entscheidung für eine geeignete Unterstützung ein. Die Familie ist kooperativ und die Maßnahme führt zu positiven Ergebnissen.
Kontext: klassische Jugendamtsarbeit im Rahmen der Hilfen zur Erziehung.
*Glossar:*1; 12; 15; 16; 23; 27; 30; 34; 38; 40.

Kurzbiografien aller Mitwirkenden

Dagmar Hosemann, Prof. Prof. h.c. Dr. phil., Dipl.-Pädagogin, Sozialpädagogin (grad.).
Professorin für Theorie, Geschichte und Methoden der Sozialen Arbeit mit den Schwerpunkten: Systemische Beratung, Lösungsorientierte Kurzberatung, Management und Organisationsentwicklung, Qualifikationen in Organisationsentwicklung, Supervision, Coaching und Familientherapie.
Kontakt: dagmar.hosemann@eh-darmstadt.de

Thorsten Wege, Dipl.-Soz.-Arb. (FH), Dozent (Lecturer) für Methoden der Sozialen Arbeit an der Fachhochschule Dortmund mit den Schwerpunkten: Systemische Beratung, Systemische Soziale Arbeit, Kinder-, Jugend- und Familienhilfe, Krisenintervention, Praxisreflexion. Qualifikationen: Systemischer Therapeut und Berater (SG), Weiterbildungen in NLP (DVNLP) und Hypnose/Hypnosetherapie (Palacios Relations GmbH).
Kontakt: thorsten.wege@fh-dortmund.de
Website: https://www2.fh-dortmund.de/de/fb/8/personen/lehr/wege/index.php

Henrik Hitzemann, Sozialarbeiter/Sozialpädagoge B.A. (FH), Tischler, Chemisch-Technischer Assistent. Qualifikationen: Systemischer Berater (SG), Fortbildungen in NLP, Klientenzentrierter Gesprächsführung, Ausbildereignungsverordnung (AEVO). Praxis: Psychosoziale Begleitung und Beratung von Schüler*innen und des familiären Umfeldes im Rahmen von Berufsorientierung und Berufseinstiegsbegleitung, Organisation und Umsetzung diverser Projekte innerhalb der Jugendarbeit.
Kontakt: h.hitzemann.hh@googlemail.com

Holger Hesebeck, Eventmanager, Seminarleiter, Moderator, Tanztrainer in Hamburg. Schwerpunkte: Sprachtraining, Textbearbeitung, Konzeptentwicklung.
Qualifikationen: Kaufmann, Coach (DVNLP), WingWave (BSI, HH), Tanzlehrer (ADTV) & Tanzsporttrainer DTV, Weiterbildungen in NLP (DVNLP), LingvaEterna (Nürnberg), Hypnose (IS-NLP Hamburg).
Kontakt: info@artegus.de

Mandy Gericke, Sozialarbeiterin/Sozialpädagogin B.A. (FH), Kaufm. Angestellte, Studium der Sozialen Arbeit an der FH Dortmund, Schwerpunkt: Hilfen für Kinder, Jugendliche und ihre Familien (Zertifikat B-Profillinie). Projekt: Systemisches Handeln im Kontext von Jugend- und Familienhilfe. Qualifikationen: Hospizhelferin des Caritasverbandes Hagen (ehrenamtliche Sterbebegleitung), Qualitätsmanagement-Beauftragte PQ-Sys®. Praxis: Allgemeiner Sozialer Dienst des Jugendamtes Hagen.
Kontakt: gericke.m@web.de

Pedro Stoichita, Illustrator und Comiczeichner in Berlin. Studium der Philosophie, Kulturwissenschaft und Romanistik an der Humboldt Universität, Stipendiat der Graduiertenschule der Universität der Künste Berlin, visuelle Kommunikation an der Kunsthochschule Berlin Weißensee. Neben Auftragsarbeiten, u. a. für den Tagesspiegel, die Kunsthalle Baden-Baden, Routledge, Abada, Porsche und HPE, Arbeit an eigenen Büchern, Druckreihen, kombinatorischen Maschinen und anderen Apparaturen. Arbeiten wurden in den USA, Spanien, den Niederlanden, Dänemark und Deutschland ausgestellt. Zuletzt erschienen: das Leporello-Comic La Fuite (2020) und der kombinatorische Comic Le Trésor Mathématique de Polybius (2017), beide beim französischen Verlag éditions polystyrène.